Vanessa Halen

Hautsache Schön

Exklusive Vitalstoffe, kosmetische Wirkstoffe
und geniale Beauty-Geräte für
jüngere, straffere und glattere Haut

Wer schön sein will...

...der muss nicht leiden!

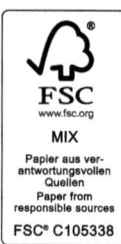

Impressum

Hautsache schön
Exklusive Vitalstoffe, kosmetische Wirkstoffe und
geniale Beauty-Geräte für jüngere, straffere und glattere Haut

Cover-Design & Layout:
Vanessa Halen

Fotos & Abbildungen:
Vanessa Halen, Die neuen Schönmacher, Hemera, ©Fotolia.de: InnaOgando, Syda Productions,
Lev Dolgatshjov, Subbotina Anna, Giorgio Gruizza, Jacob Wackerhausen

Lektorat & Redaktion:
Heiko Kube, Vanessa Halen

Herstellung und Verlag:
BoD – Books on Demand, Norderstedt

ISBN: 978-3-7528-4299-9

Hinweis der Autorin:
Die Informationen und Ratschläge in diesem Ratgeber können keinesfalls eine fachmännische
Diagnose oder Behandlung ersetzen. Eine Haftung der Autorin für Personen-, Sach- und
Vermögensschäden ist daher grundsätzlich ausgeschlossen. Bei ernsten Erkrankungen oder in
Zweifelsfällen ist ein Arztbesuch dringend anzuraten.

Bibliografische Information der Deutschen Bibliothek:
Die Deutsche Bibliothek verzeichnet diese Publikation in der Deutschen Nationalbibliografie:
detaillierte bibliografische Daten sind im Internet abrufbar über: http://dnb.dnb.de

Internet:
www.wellness-infoseite.de

Inhaltsverzeichnis

Super-Vitalstoffe

Zimt • Ingwer • Kurkuma • Omega-3-Fettsäuren • Pantothensäure • MSM Taurin • Hyaluron innerlich • Kollagen-Hydrolysat • Vitamin D

Super-Wirkstoffe

Koffein • Aloe Vera • Hyaluronsäure • Phytohormone • Algen • Mikrosilber Parakresse • Peptide • Kohle • EGF

Inhaltsverzeichnis

Super-Beautymethoden

Elektro-Mesoporation • Micro-Dermabrasion • EMS • Hochfrequenz-Therapie

LED Lichttherapie • Needling • HF Plasma Pen • Radiofrequenz-Gerät

Schröpfmassage-Gerät

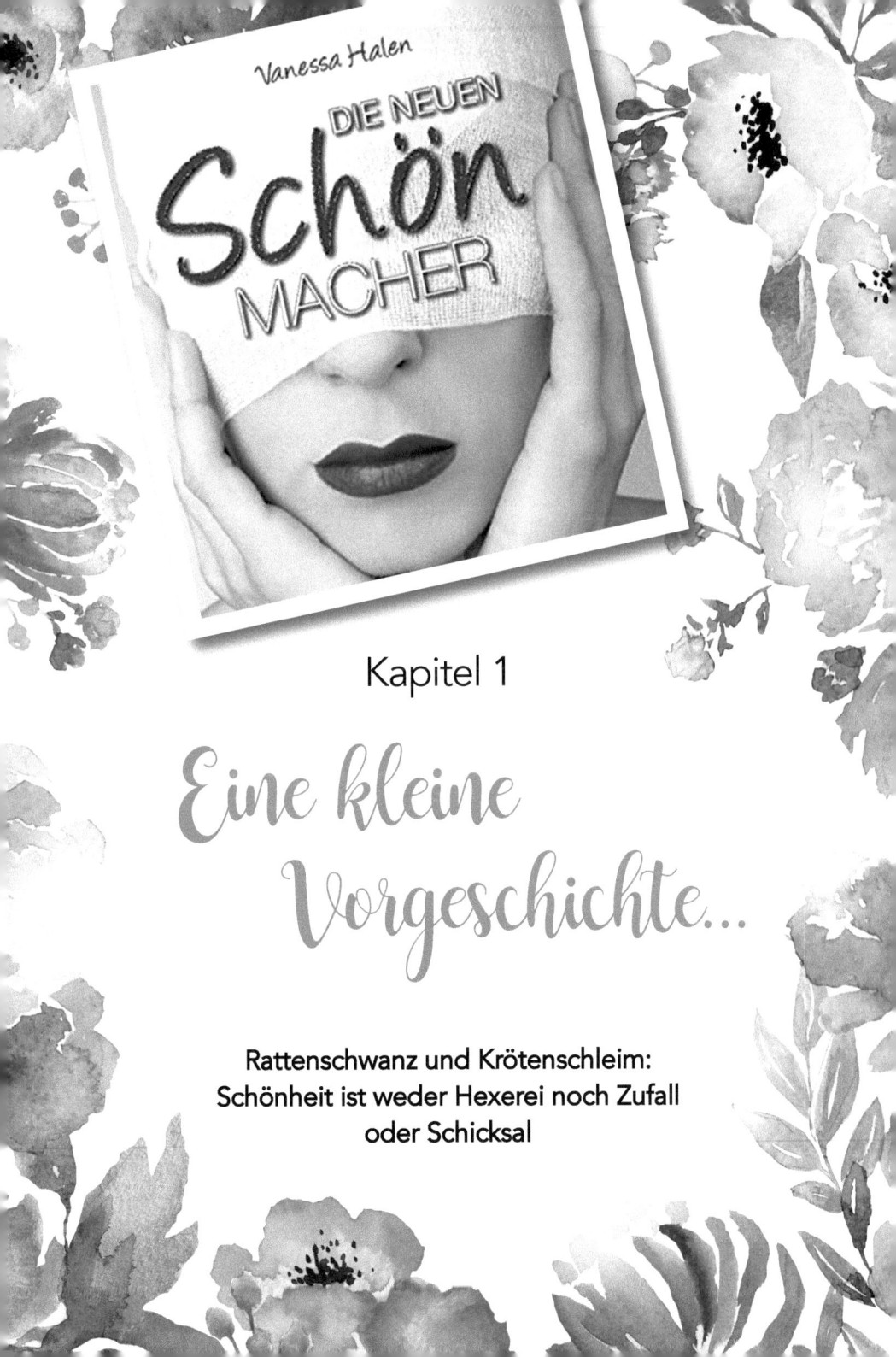

Kapitel 1

Eine kleine Vorgeschichte...

Rattenschwanz und Krötenschleim:
Schönheit ist weder Hexerei noch Zufall
oder Schicksal

Eine kleine Vorgeschichte...

Rattenschwanz und Krötenschleim: Schönheit ist weder Hexerei noch Zufall oder Schicksal

Es war einmal eine kleine, schrumpelige und potthässliche Hexe namens Catwiga. Obwohl Catwiga erst 421 Jahre alt war, hatte sie schon so tiefe Falten und Runzeln wie der Grand Canyon Schluchten hat. Darüber war sie sehr traurig. Selbst ihre Hexenfreundinnen, die teilweise schon ein paar hundert Jahre älter waren als sie, hatten noch eine makellose, strahlende und glatte Haut.

Die neuen Schönmacher

Catwiga probierte alle möglichen Hexenmittelchen und Zaubertranks aus, die sie optisch verjüngen sollten. Aber selbst das stärkste Hexengebräu half ihr leider nicht. Catwiga blieb einfach eine olle Hexe – bis sie eines Tages den Ratgeber DIE NEUEN SCHÖNMACHER von Vanessa Halen in der Hexen-Bibliothek der zauberhaften Masterwerke entdeckte. Sie nahm das zarte Büchlein aus dem Regal der großen Hexenwunder und begann darin zu lesen.

Meisterwerk ohne Zauberei

Und siehe da: das kleine Meisterwerk versprach der verzweifelten Catwiga echte Abhilfe mit wirklich wundervollen Schönheits-Methoden, die sie so zuvor noch nirgends erfahren hatte. Da gab es eine magische Lichtbehandlung mit bunten LED-Lampen, die die Haut sichtbar regenerierten und verjüngten. Mit einer Schröpfmassage wurde ihre Haut fühlbar gekräftigt und gestrafft. Ein Low Level Laser beseitigte ihre potthässlichen Pickel und Entzündungen im Gesicht. Mit der Okklusions-Therapie behandelte sie wirksam ihre unzähligen Falten und glättete ihr gesamtes Hautbild. Und mit zahlreichen weiteren Selbstbehandlungen wie Beauty-Akupunktur, Micro-Dermabrasion oder Selbsthypnose wurde Catwiga von Tag zu Tag schöner und jünger. Das machte die kleine Hexe schließlich unfassbar glücklich.

Wertvolle Schönheits-Rezepte

Das Tüpfelchen auf auf dem „i" aber waren die zahlreichen Rezepte für die Schönheit, die sie selbst noch nie in einem Hexenbuch gefunden hatte. Diese wundervollen Rezepte und auch Nahrungsergänzungsmittel wirkten besser als jedes Hexenwerk. Die tiefen Falten und Runzeln war Catwiga nun für immer los. Sie hatte keine Mitesser, Warzen und Pickel mehr und freute sich über eine samtweiche Strahlehaut im Gesicht und am ganzen Körper. Selbst ihre schreckliche Cellulite, in deren Vertiefungen sie immer etwas Proviant für unterwegs verstaute, war spurlos verschwunden. Und ordentlich abgenommen hatte sich auch noch. Altersflecken, Akne, Couperose, Doppelkinn, Falten und Runzeln, Narben, Tränensäcke, Cellulite, Übergewicht und so viele weitere Hässlichkeiten gehörten fortan der Vergangenheit an. Catwiga strahlte nun in voller Schönheit.

Schöner und jünger

Eines Tages traf Catwiga auf ihre alten Freundinnen, der hochnäsigen Pisszilla und und der unnahbaren Kloakia. Die beiden oberhübschen Hexen hatten Catwiga fast nicht wiedererkannt. „Catwiga, bist du es wirklich?", fragte Pisszilla erstaunt. „Wow, du siehst ja 400 Jahre jünger aus! Was hast du nur gemacht?", ergänzte die arrogante Kloakia. Catwiga lächelte nur und antwortete: „Ich habe in unserer Hexenbibliothek das Buch DIE NEUEN SCHÖNMACHER von Vanessa Halen entdeckt und ganz einfach die guten Ratschläge von ihr befolgt. Schöner und jünger werden ist total einfach. Das kann jeder selbst – ganz ohne Schönheits-Hexenmeister."

Schönheit für alle

Kaum hatte Catwiga die Worte gesprochen, da verschwanden Pisszilla und Kloakia in einem Hexentempo in die Hexenbibliothek und hinterließen nur noch eine einzige Staubwolke. Aber leider gab es in der Bibliothek das magische Schönheitsbuch nicht mehr. Catwiga hatte das einzige Exemplar einfach behalten und wollte es auch nicht mehr hergeben. Kostete es auch noch so viel Hexenschelte wie es wolle. Aber die beiden oberhübschen Hexenfreundinnen hatten dennoch großes Glück. Denn in der Hexenbibliothek gab es bereits das nagelneue Beauty-Werk von Vanessa Halen – mit noch mehr Tipps und Tricks, noch besseren Rezepten und noch wirksameren Beautymethoden zur Selbstbehandlung.

Wie schön für die beiden und für alle, die ihre Schönheit deutlich auf-hübschen wollen...

P.S.: Etwas Selbstbeweihräucherung schadet ja wohl nicht. Ich selbst nehme dazu gerne original Nag Champa Räucherstäbchen aus Indien. Die riechen herrlich nach indischem Freudenhaus, entspannen außerge-wöhnlich gut und machen richtig gute Laune. Ich kenne nicht die Inhalts-stoffe dieser Räucherstäbchen, aber schön machen sie auch noch, weil sie die Gesichtszüge auf magische Weise relaxen und glätten. Einfach mal ausprobieren!

Mit diesem Ratgeber möchte ich Ihnen in erster Linie interessante oder neue Mittel und Methoden aus den Bereichen Ernährung und Nahrungs-ergänzungsmittel, Kosmetik und Wirkstoffe sowie Beautygeräte und Be-handlungsmethoden für Ihre Schönheit vorstellen. Einige meiner Lieblings-Rezepte runden schließlich diese neuen Schönmacher ab.

Jetzt wünsche ich Ihnen zunächst einmal viel Freude beim Lesen dieses Ratgebers und dann natürlich

viel Erfolg beim Schönerwerden und alles Gute...

Ihre

Vanessa Halen

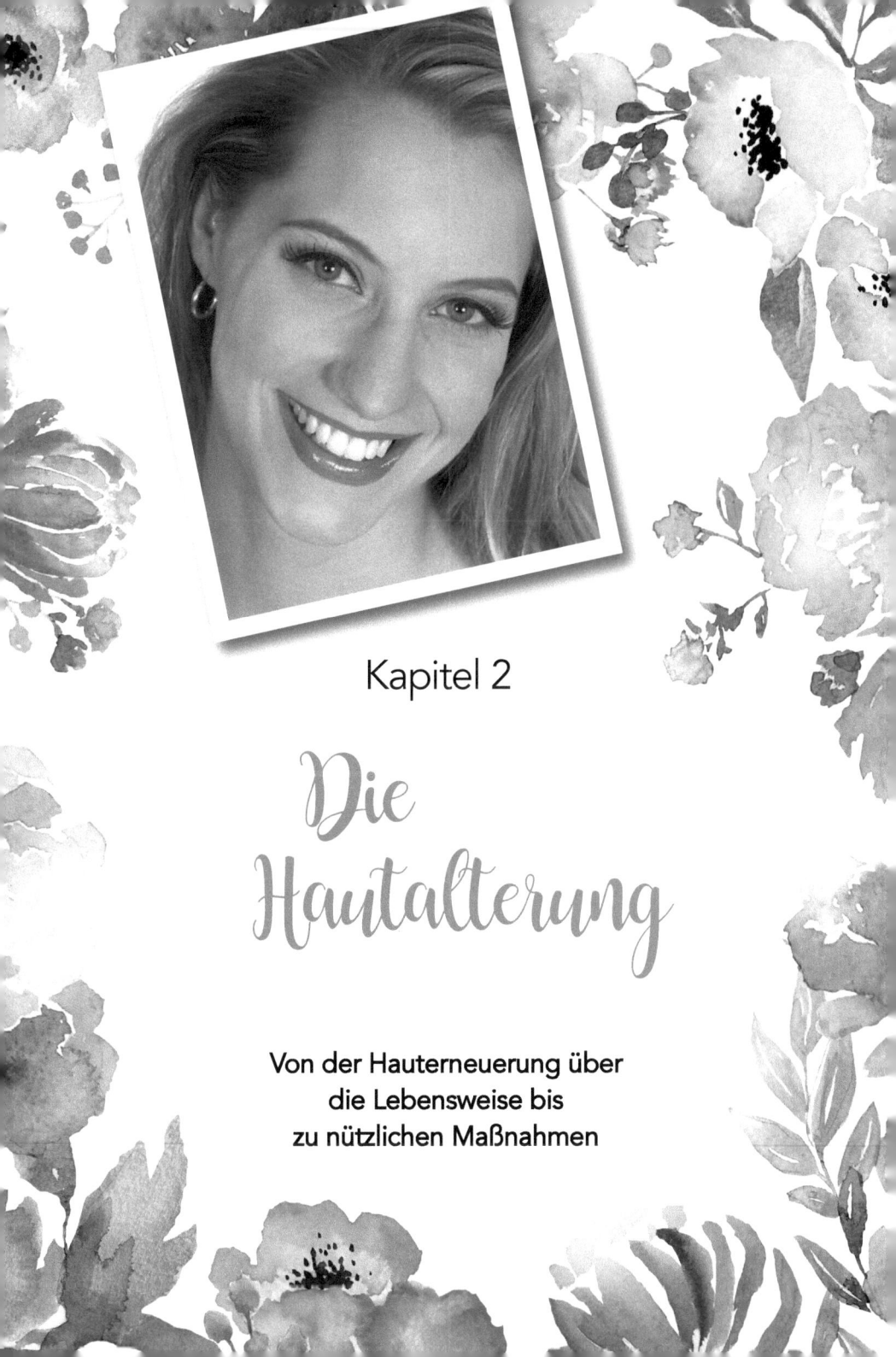

Kapitel 2

Die Hautalterung

Von der Hauterneuerung über
die Lebensweise bis
zu nützlichen Maßnahmen

Die Hautalterung

Von der Hauterneuerung über die Lebensweise bis zu nützlichen Maßnahmen

Mein Ratgeber DIE NEUEN SCHÖNMACHER aus dem Jahr 2008 war bereits ein großer Erfolg. Darin erkläre ich, wie man mit außergewöhnlichen Beautymethoden von A bis Z der Hautalterung bzw. Faltenbildung ein Schnippchen schlagen kann. Bis heute wende ich persönlich noch immer meine Lieblings-Methoden an.

LED, Schröpfen und Laser

Die LED-Photorejuvenation mit rotem Licht liebe ich, weil sie meine Haut insgesamt verschönert, die Poren verfeinert und die Gesichtskonturen strafft und festigt. Mit einer Schröpfmassage pushe ich meine schmalen Lippen und sorge so für mehr Lippenvolumen und deutlich weinger Lippenfältchen. Mit meinem Beauty-Laser mache ich eine Laser-Akupunktur, um gerade nach einem stressigen Arbeitstag besser zu entspannen. Auch die Gesichtszüge wirken dadurch entsprechend sichtbar relaxter.

Okklusion und Micro-Dermabrasion

Die Okklusions-Therapie mit Eye-Pads aus Kunststoff ist geradezu ein Muss für mich: Vor der Nachtruhe trage ich eine reichhaltige Augencreme unter den Augen auf und decke diese mit den Eye-Pads ab. Am nächsten Morgen ist meine Augenregion super glatt und geschmeidig. Falten können bei mir so noch lange auf sich warten lassen. Und zum guten Schluss liebe ich die Micro-Dermabrasion: allerdings verwende ich dazu heute ein preiswertes Gerät für den Heimgebrauch. Das funktioniert einfach, schnell und ist äußerst effektiv. Die Haut ist nach der Behandlung sehr zart und weich, Poren sind sichtbar verfeinert und die Haut ist bereit zur Aufnahme von exklusiven Wirkstoffen. Wenn ich die Zeit habe, dann kombiniere ich auch verschiedene Behandlungen: zum Beispiel zuerst eine Micro-Dermabrasion, danach eine LED-Bestrahlung.

Nach Zeit und Lust

Ich selbst behandle meine Haut immer dann, wenn ich Zeit und Lust dazu habe. Manche Behandlungen wie die Okklusionsbehandlung bereiten keinen Zeitaufwand, andere wie die Micro-Dermabrasion sind ganz fix vollzogen und eine LED-Photorejuvenation braucht schon mal ihre 15 bis 20 Minuten. Allerdings habe ich in den vergangenen zehn Jahren viele neue und wirklich innovative Beauty-Behandlungen kennengelernt, die die Methoden aus meinem Ratgeber DIE NEUEN SCHÖNMACHER noch toppen. Für mich darf so eine Behandlung nicht lästig oder gar unangenehm sein, sie soll möglichst schnell und besonders wirksam mit sichtbaren Effekten vonstatten gehen.

Hautalterung einfach erklärt

Doch bevor ich nun zu meinen neuen Schönheits-Methoden komme, muss ich erstmal erläutern, warum und wie unsere Haut eigentlich altert. Das habe ich zwar auch schon in meinen SCHÖNMACHERN alles recht ausführlich erklärt, aber diesmal möchte ich dieses Thema etwas vereinfachter erzählen, damit es leichter verständlich wird. Erst wenn man die Hintergründe der Hautalterung kennt, kann man mit gezielten Maßnahmen etwas dagegen unternehmen.

Alle vier Wochen eine neue Haut

Unsere Haut ist eine wichtige Schutzhülle unseres gesamten Körpers, ähnlich einer Schutzverpackung aus Folie für leicht verderbliche oder anfällige Produkte. Im Gegensatz zur Folie ist aber unsere Haut lebendig. Unsere oberste Hautschicht besteht aus gleichmäßigen Hautzellen, die als Zellverband eine wichtige Schutzschicht bilden. Etwa alle vier Wochen werden aus der tieferen Hautschicht, der sogenannten Keimschicht, neue Hautzellen gebildet, die nach und nach an die Hautoberfläche wandern. Das passiert in einem kontinuierlichen Turnus, so dass unsere Oberhaut immer schön ebenmäßig und glatt aussieht. Unsere Haut erneuert sich dauernd und zeigt unserem Spiegelbild immer die neueste und schönste Seite.

Elastische Fasern für straffe Haut

Die tieferen Hautschichten sind durchzogen von feinsten Äderchen, den Kapillaren, die das Hautgewebe mit wertvollen Nährstoffen aus unserem Blut versorgen. Kollagen und Elastin sind wie feinste Gummibänder, die unsere Haut straff und elastisch halten. In jungen Jahren ist die Haut schön glatt und prall, weil sie gut mit Feuchtigkeit versorgt ist. Das dürfte auch ewig so bleiben, wenn da nicht die vielen Faktoren wären, die unsere Haut mit der Zeit sichtbar altern lassen.

Im Alter wird die Haut träger

Mit dem Alter verlangsamt sich in zunehmendem Maße die Zellerneuerung. Statt vier Wochen vergehen dann fünf und mehr Wochen, bis sich die Haut einmal komplett erneuert. Auch sind die Hautzellen dann nicht mehr so prall wie in jüngeren Jahren. Die Durchblutung, und damit die Versorgung der Haut mit wichtigen Nährstoffen aus dem Blut, verringert sich ebenfalls mit den Jahren. Das gesamte Hautgewebe inklusive der elastischen Fasern wie Kollagen und Elastin verliert an Spannkraft. Die Haut wird zunehmend schlaffer, faltiger und grobporiger. Sie bildet weniger eigene Fette und speichert weniger Wasser. So wird die Haut immer feuchtigkeitsärmer und trockener. Und in den Wechseljahren kommt es durch die hormonellen Umstellungen zusätzlich zu Veränderungen an der Haut wie einer Abnahme der Hautdicke oder zu Pigmentveränderungen.

Positive und negative Einflüsse

Allerdings heißt das nicht, dass Haut im Alter auch alt aussehen muss. Neben den ganz natürlichen Veränderungen durch die sogenannte intrinsische bzw. innere Hautalterung gibt es zahlreiche Faktoren, die den Zustand der Haut beeinflussen: positive wie negative. So wirken sich vor allem ausgedehnte Sonnenbäder mit einer hohen UV-Dosis mit der Zeit besonders negativ auf den Hautzustand aus. Die UV-Strahlung macht die elastischen Fasern in der Haut zunehmend brüchiger, wodurch vorzeitig Falten und Runzeln entstehen. Außerdem gerät bei regelmäßiger UV-Bestrahlung die Pigmentierung in der Haut aus dem Gleichgewicht und sorgt irgendwann in späteren Jahren einmal für die gefürchteten Altersflecken.

Ernährung ist wichtig

Durch eine unausgewogene Ernährungsweise kann die Haut über das Blut nicht mit notwendigen Nähr- und Vitalstoffen versorgt werden, was unter anderem die Zellteilung sehr negativ beeinflusst. Bei der Zellerneuerung schleichen sich kleine Fehler in die Zellen ein, die sich mit der

Zeit summieren. Auch so wirkt die Hautoberfläche irgendwann nicht mehr so glatt und zart wie in jungen Jahren. Der Vitalstoffmangel beschleunigt die normale Hautalterung enorm. Außerdem kommt es durch zuviel Zucker in der Nahrung zu einer sogenannten Glykolisierung bzw. Verzuckerung der Haut und der elastischen Fasern. Es entstehen Mikroentzündungen im Körper und in den Hautzellen, was zu negativen Hautveränderungen wie schlaffer Haut, Falten und Pigmentflecken führen kann. Rauchen, Medikamente, Giftstoffe und oxidativer Stress geben der Haut schließlich den Rest: sie wird immer schlechter durchblutet, wirkt zusehends fahler und faltiger.

Lebensweise ist entscheidend

Der natürliche Alterungsprozess wird also durch eine schlechte Lebensweise sehr stark beschleunigt. Glücklicherweise kann man aber auch mit einer gesunden Lebensweise und einer passenden Pflege die Hautalterung deutlich bremsen oder verlangsamen. Wenn wir älter werden, müssen wir nicht unbedingt alt aussehen. Falten, schlaffe Haut und Pigmentflecken lassen sich mit geeigneten Maßnahmen vermeiden oder auf sehr lange Sicht hinauszögern.

Maßnahmen zur Verjüngung

Jetzt habe ich die Hautalterung sehr global und ziemlich vereinfacht beschrieben. Aber das reicht völlig aus, um den Vorgang des Alterns zu verstehen. Bei meinen Vorschlägen zur Vorbeugung und Behandlung von Hautschäden bzw. Hautalterungserscheinungen mit kosmetischen Maßnahmen, Nahrungsergänzungsmitteln und Spezial-Behandlungen erkläre ich schließlich ausführlicher, was die Haut jung und schön erhält oder sie sichtbar wieder verjüngt.

Natürlich schöner werden

All diese Maßnahmen gehen gezielt gegen bestimmte Hautalterungsvorgänge vor, verbessern den allgemeinen Hautzustand und verschönern das Hautbild sichtbar. Und das alles ohne Spritze oder Operation. Mit diesem Ratgeber bekommen Sie viele Möglichkeiten an die Hand, um Ihre Schönheit zu erhalten oder zu optimieren. In diesem Ratgeber sollte jeder seine ganz persönliche und wirksame Methode finden, um seine Haut perfekt zu pflegen, zu behandeln und zu verschönern. Lassen Sie sich einfach überraschen.

Als Teenager beginnen

In den folgenden Kapiteln werde ich Ihnen zeigen, wie Sie mit einfachen Mitteln einer vorzeitigen Hautalterung vorbeugen können. Am besten fangen Sie damit natürlich in jungen Jahren an. Meine beste Freundin und ich waren noch Teenager, als wir die großartigen Rezepte und Tipps aus dem Kosmetik-Ratgeber von Stephanie Faber ausprobiert haben. Zu der Zeit hatten wir noch typische Hautprobleme wie Pickel und fettige Haut. Mit ausgeklügelten Rezepten und ungewöhnlichen Tinkturen von meinem Papa, der ein echter Pflanzendoktor war, wurde unsere Haut schöner und schöner.

Missgeschicke sind möglich

Aber wir haben auch Misserfolge mit den Faber-Naturrezepten erlebt: als Naturblondinen wollten meine Freundin und ich unsere Haare so richtig zum Leuchten bringen. Mit einer Paste aus Rhabarberwurzelpulver, Wasser und etwas Öl sollte es auch so sein: unsere Haare leuchteten tatsächlich unübersehbar – in neongrün! Aber immerhin sind uns die Haare nicht ausgefallen, so dass wir nach ein paar Haarwäschen wieder so langsam erblondeten. Naja, aus Erfahrung wird man klug. Heute überlege ich ganz genau, was ich mir und meiner Haut zumuten kann und will. Und genau das sollten Sie auch tun.

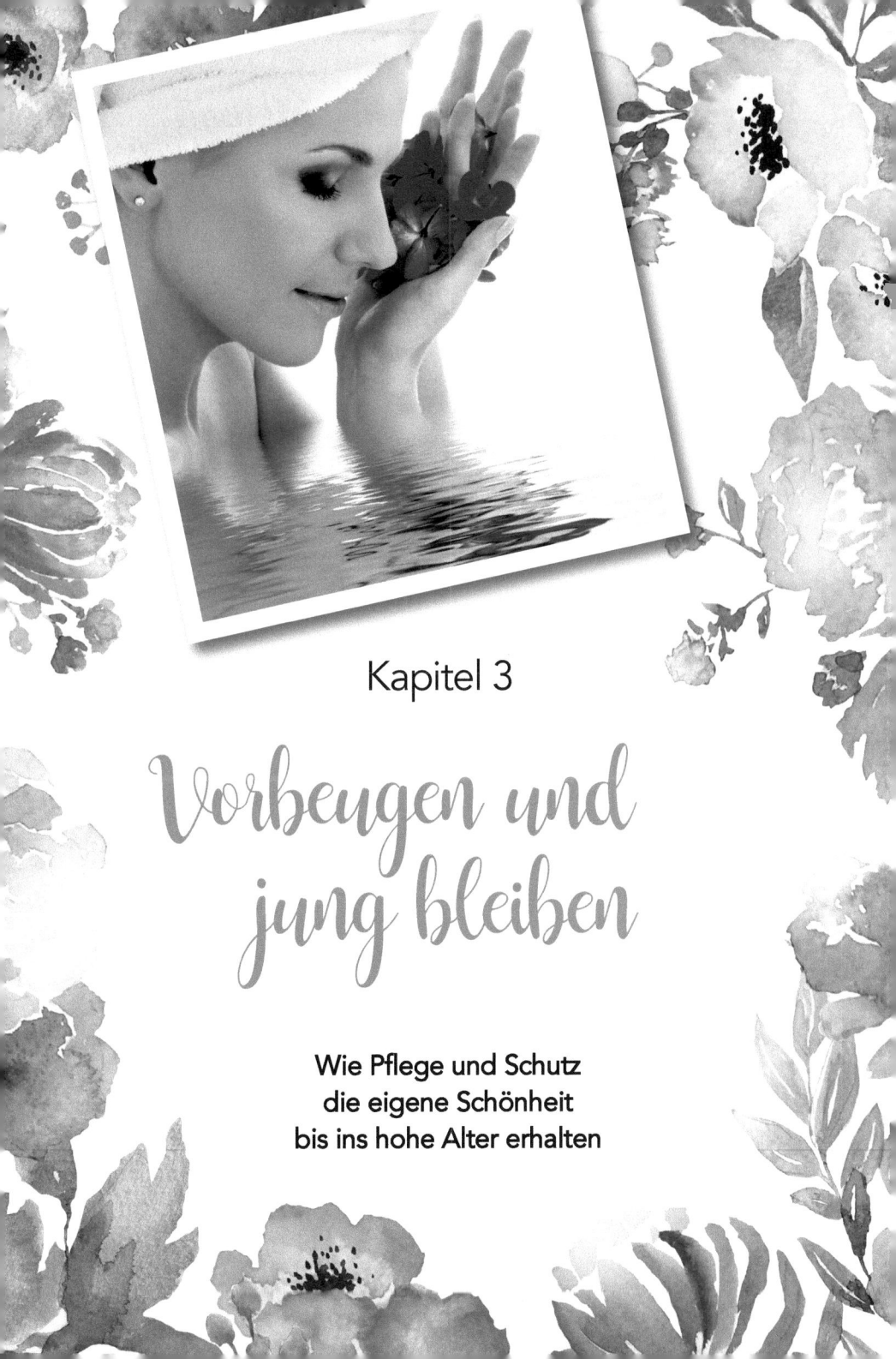

Kapitel 3

Vorbeugen und jung bleiben

Wie Pflege und Schutz
die eigene Schönheit
bis ins hohe Alter erhalten

Vorbeugen und jung bleiben

Wie Pflege und Schutz die eigene Schönheit bis ins hohe Alter erhalten

Mit unserer Haut verhält es sich in etwa so wie mit einem guten Kochtopf: wenn man ihn umsichtig benutzt und nicht mit scharfen Kochlöffeln oder bei der Reinigung mit aggressiven Mitteln zerkratzt, dann hält er ein Leben lang und strahlt in einzigartiger Schönheit. Wie der Kochtopf so will auch unsere Haut behandelt werden: schonende Reinigung und milde Pflege und Schutz. Allerdings können wir für unsere Haut noch sehr viel mehr tun, als sie äußerlich gut zu reinigen, zu pflegen und zu schützen.

Du bist was du isst

Diesen Spruch kennen wir doch alle: unsere Ernährung hat einen besonders großen Einfluss auf unsere Gesundheit und Schönheit. Je abwechslungsreicher und gesünder wir uns ernähren, umso mehr strahlen wir in Gesundheit und Schönheit. Leider ist eine ausgewogene Ernährung heute nicht mehr so einfach wie in guten, alten Zeiten. Kamen früher viel frisches Gemüse, Obst und Getreideprodukte direkt von der Ernte auf den Tisch, so stehen heute verarbeitete Lebensmittel mit Aromen, Farbstoffen, Geschmacksverstärkern und vielen weiteren ungesunden Zusatzstoffen auf dem Speisenplan. Alle möglichen Zusatzstoffe aber sind pures Gift für unsere Gesundheit und damit auch für die Schönheit. Allergien und Unverträglichkeiten sind nicht selten die Folge dieser modernen Ernährung.

Lebensstil ist wichtig

Unser Spiegelbild zeigt uns sehr deutlich den Stand unserer Lebensweise. Eine gesunde Ernährung, ausreichende Bewegung und der allgemeine Lebensstil möglichst ohne Stress sind das A und O für eine schöne Ausstrahlung. Je positiver wir ingesamt unser Leben gestalten, umso deutlicher strahlen wir dies auch in unserer Schönheit aus. Für alle Menschen, die dennoch mit ihrem Aussehen unzufrieden sind, egal aus welchem Grund auch immer, hat sich eine riesige Schönheits-Industrie entwickelt, die mit gezielten Anti-Aging-Maßnahmen die Makel unserer Schönheit beseitigen will. Koste es was es wolle. Hau(p)tsache schön.

Pflege und Schutz

Kommen wir noch einmal zu unserem Kochtopf zurück. So gut wie man diesen pflegt und schützt, so gut sieht er auch noch nach vielen Jahren aus. Kratzern und anderen Abnutzungserscheinungen vorzubeugen ist das beste Mittel, um den Topf möglichst lange in einem guten Zustand zu erhalten. Vorbeugen ist auch die Hauptsache bei der Erhaltung einer schönen Haut. Mit dem perfekten Schutz vor UV-Strahlung und weiteren negativen Einflüssen wie Kälte, trockene Luft usw. sowie einer dem Hauttyp angepassten Pflege erledigt man schon den wichtigsten Part des Anti-Aging, um die Haut möglichst lange jung und schön zu erhalten.

Nicht ohne Lichtschutz

Eine gute Tagespflege mit einem hohen Lichtschutzfaktor schützt am Tage die Haut vor negativen Umwelteinflüssen und UV-Strahlung. Das gilt übrigens auch für Stubenhocker und Büroarbeiter. Denn selbst durch Fenster kommen noch genügend UV-Strahlen hindurch, um der Haut langfristig Schaden zufügen zu können. Wer sich allerdings viel draußen aufhält, der sollte unbedingt seine Haut mit einem Lichtschutzfaktor 30 und höher schützen. Moderne Tagescremes und auch Make Ups enthalten heute sehr gut verträgliche Lichtschutzmittel, die sogar für sensible Haut geeignet sind.

Gute Nacht für die Haut

Eine Nachtpflege sollte die Haut während der Nachtruhe ausreichend mit Fett und Feuchtigkeit versorgen, damit diese am Morgen schön ausgeruht und geglättet aussieht. Gute Inhalts- und Wirkstoffe können zwar nicht zaubern, aber dennoch bei regelmäßiger Anwendung das Hautbild sichtbar verschönern. Einige sehr empfehlenswerte Wirkstoffe werde ich in diesem Ratgeber noch vorstellen. Neben kosmetischen Wirkstoffen werde ich aber auch noch besondere Nahrungsergänzungsmittel und Vitalstoffe vorstellen, die besondere Dienste für die Schönheit leisten. Die Kombination von innerlicher und äußerlicher Hautpflege bringt schließlich das beste Ergebnis.

Besondere Vitalstoffe

Zu diesen Vitalstoffen gehören besondere Radikalenfänger, die unseren Körper und unsere Haut vor einer übermäßigen Oxidation schützen, die zu vielen typischen Alterserscheinungen führt. Eine Verzuckerung durch zuviel Zucker in der Nahrung, die sogenannte Glykolisierung, führt zu Gewebeverhärtungen und Mikroentzündungen, die uns ganz schön alt aussehen lassen. Auch dagegen verrate ich Ihnen einige gute Nahrungsergänzungsmittel. Gegen die Hormonveränderungen in den Wechseljahren bzw. im Alter, die leider auch zu negativen Hautveränderungen führen, gibt es ebenfalls gute Mittelchen, die ich Ihnen vorstellen möchte. Und überhaupt: in den vergangenen Jahren habe ich viele neue Mittel und Methoden kennengelernt, die ich Ihnen nicht vorenthalten möchte.

Viele Innovationen

Für besonders hartnäckige Fälle gibt es eine Anzahl an hochwirksamen Schönheitsbehandlungen und modernen Beautygeräten, die schon fast kleine Wunder bewirken können. Wer meinen Ratgeber DIE NEUEN SCHÖNMACHER kennt, der wird auf solche Beauty-Extras nie wieder verzichten wollen. In diesem Ratgeber stelle ich nun ganz neue Methoden und Geräte vor.

Für jedes Problem etwas

Auf dem Beauty-Sektor hat sich wirklich viel getan. Bewährte Methoden wurden verfeinert, neue Techniken und Verfahren wurden entwickelt. Für jeden und für jedes Problem gibt es tatsächlich passende Anwendungen oder Methoden – auch wenn man keine Wunder erwarten darf. So kann man aus einem schrumpeligen Senior bis dato mit keinem Mittel und mit keiner Methode der Welt wieder einen knackigen Teenager zaubern.

Effektive Wirkung

Für mich persönlich zählt eine deutliche Wirkung der Methoden und Geräte, die auch sichtbar wird. Wenn ich schon Zeit für eine Behandlung investiere, dann will ich auch einen Nutzen davon haben und den Erfolg im Spiegel sehen. Straffere und zartere Haut, weniger Falten und Pigmentflecken, vollere Lippen und, und, und – mit diesem Ratgeber können auch Sie all dies erreichen – und noch viel mehr. Lassen Sie sich einfach überraschen.

Vorbeugen und jung bleiben
Die effektivsten Maßnahmen

1. Gesunde Ernährung
Frische Lebensmittel, möglichst naturbelassen, ohne Zusatzstoffe, am besten immer frisch zubereitet

2. Viel trinken
Ungesüßte Getränke wie Wasser oder Tee, 2 bis 3 Liter am Tag

3. Zucker meiden
Verzuckerung führt zu Gewebeverhärtungen, Mikroentzündungen, Zucker ist einer der größten Altmacher

4. Vitalstoffe und Nahrungsergänzungsmittel (NEM)
Je nach Bedarf Multivitamine, Mineralstoffe und spezielle NEM wie in diesem Ratgeber empfohlen

5. Tagespflege mit UV-Schutz
Lichtschutzfaktor 20 und höher – auch in Gebäuden, im Büro

6. Regenerierende Nachtpflege
Mit hautverträglichen Inhaltsstoffen, am besten Naturkosmetik mit zertifizierten Wirkstoffen

7. Viel Bewegung
Sport aller Art, Fitness-Studio, Home-Sport, Spazierengehen usw.

8. Guter Schlaf
Perfektes Bett und Matratze, dunkles Schlafzimmer, frisch gelüftet

9. Alkohol möglichst meiden
Zuviel Alkohol schädigt das Immunsystem, raubt dem Körper wichtige Vitalstoffe, reduziert die Durchblutung der Haut

10. Nicht Rauchen
Jede Zigarette schadet mit ihren Giftstoffen der Haut, reduziert die Hautdurchblutung, mach grau und fahl, welk und faltig

Je früher desto schöner

Vorbeugen ist immer besser als heilen. Wenn das Kind erst einmal in den Brunnen gefallen ist, dann ist es immer schwieriger, das Kind zu retten. Besser ist es, wenn man wirklich umsichtig lebt und schon möglichst frühzeitig mit der Vorbeugung beginnt. Spätestens in der Pubertät sollte man damit beginnen, seine Haut typgerecht zu pflegen und zu schützen. In jungen Jahren hilft meist gute Pflege bei unreiner Haut und Pickeln, später dann muss eine gute Anti-Falten-Creme herhalten.

Schön bis ins Alter

Wie auch immer, länger jung bleiben und aussehen durch entsprechende Maßnahmen ist in jedem Fall besser, als völlig unvernünftig zu leben und seine Runzeln und Hängebäckchen später beim Schönheitsdoktor operieren zu lassen. Wer früher mit der richtigen Altersvorbeugung oder dem sogenannten Anti-Aging anfängt, der hat viel länger etwas davon und sieht auch im Alter noch gut aus – ganz ohne Beauty-Doc.

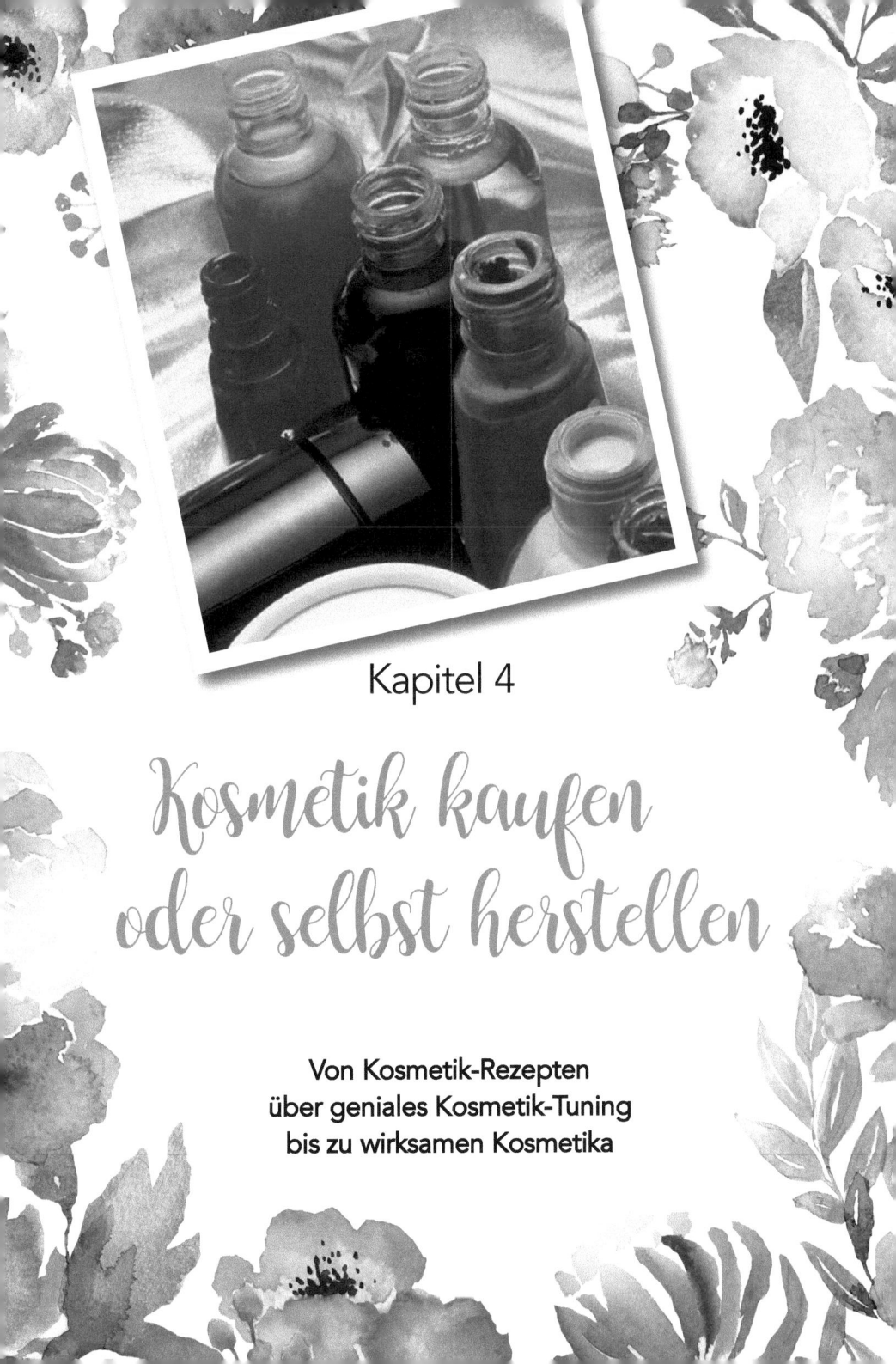

Kapitel 4

Kosmetik kaufen oder selbst herstellen

Von Kosmetik-Rezepten
über geniales Kosmetik-Tuning
bis zu wirksamen Kosmetika

Kosmetik kaufen oder selbst herstellen

Von Kosmetik-Rezepten über geniales Kosmetik-Tuning bis zu wirksamen Kosmetika

Vor gut drei Jahrzehnten boomte die Hobbythek mit ihren Sendungen zum Thema Kosmetik zum Selbermachen. Da wurde in deutschen Küchen fleißig gerührt und gemixt, dass die Rührstäbe nur so heiß liefen. Cremes, Salben, Schampoos und eben alles, was Haut und Haaren gut tut, wurde nach ausgeklügelten Rezepturen selbst hergestellt. Beinahe in jedem Dorf gab es einen Laden, wo man die Zutaten und Rührgeräte für die eigene Kosmetik kaufen konnte. Auch ich habe diesen Trend mitgemacht und meine eigene Kosmetik hergestellt – getreu dem Motto: Da weiß man wenigstens, was drin ist.

Individuelle Kosmetik

Aber irgendwann war Schluss mit der Kosmetik-Rührerei. Ich selbst verspürte auch immer weniger die Lust, Cremes und Lotionen selbst zu mixen, obwohl ich von deren Wirkung sehr überzeugt war. Ich konnte meine Wirkstoff-Favoriten in meine Kosmetik rühren und so ganz individuell meiner Haut Gutes tun. Jedoch nicht nur mir, sondern wohl auch anderen Kosmetik-Herstellerinnen verging wohl nach und nach die Lust am Rühren und Mixen. Auch die vielen Läden für Kosmetik-Zutaten wurden immer weniger. Der große Kosmetik-Trend zum Selbermachen fand nach und nach sein Ende.

Kosmetik-Tuning

Trotzdem stelle ich auch heute noch eigene Rezepturen her, weil es ganz hervorragende Wirkstoffe gibt, auf die ich nicht verzichten möchte. Nur die Rezepturen sind wesentlich unkomplizierter geworden. Ich mische meine Lieblingswirkstoffe in natürliche Pflanzenöle oder betreibe regelrecht Kosmetik-Tuning, indem ich Wirkstoffe in fertige Kosmetika oder Gesichtswasser verrühre. Da muss ich nichts mehr erwärmen, rühren, abkühlen und so weiter. Mein Kosmetik-Tuning geht ganz fix und ist hoch wirksam. Damit bin ich persönlich sehr glücklich. Vielleicht gefallen Ihnen meine einfachen Rezepte in diesem Ratgeber ebenfalls. Ausprobieren lohnt sich.

Wandel des Kosmetik-Marktes

Auch hat sich der Kosmetik-Markt inzwischen sehr gewandelt. Wusste man früher nicht, welche Inhaltsstoffe in den industriellen Kosmetik-Produkten enthalten waren, so sind die Kosmetik-Hersteller schon länger dazu verpflichtet worden, die Zutaten ihrer Kosmetika komplett auf der Verpackung aufzulisten. Das finde ich zwar sehr gut, aber leider gibt es immer noch viel zu viele Kosmetik-Produkte, die wohl einer Giftküche entstammen. Viele Zutaten sind dermaßen schlecht oder gar schädlich, dass ich mir solche Produkte nicht einmal unter die Füße schmieren würde. Das verärgert mich immer wieder, besonders wenn ich die Zutatenlisten von ganz großen Markenprodukten lese. Einige davon sind leider immer noch grottenschlecht.

Inhaltsstoffe beachten

Ich habe aber auch gute Nachrichten zu vermelden: Da der Trend immer mehr zur Natur-Kosmetik geht, werden auch immer mehr gute und wirklich nützliche Zutaten bei der Kosmetikproduktion verwendet. Natur-Kosmetik selbst muss ja nach sehr strengen Richtlinien konzipiert werden, aber auch herkömmliche Kosmetik wird inzwischen immer verträglicher und besser. Heute kann sich jeder im Internet über die verwendeten Zutaten genau informieren und erkennen, was gut ist und was eben nicht. Die beliebteste Website zum Thema Kosmetik und ihre verwendeten Inhaltsstoffe ist: *www.codecheck.info* – eine umfassende Seite zum Bewerten von Kosmetik und deren Inhaltsstoffe. Hier kann jeder seine Kosmetik-Produkte mit Namen im Suchfeld eingeben und auf Herz und Nieren checken.

Für jeden die passende Pflege

Ob nun selbst hergestellt oder aus dem Kosmetikregal: Kosmetik sollte perfekt zum individuellen Hauttyp passen. Welche Produkte Sie lieber mögen, das sei Ihnen selbst überlassen. Natur-Kosmetik, Vegane Kosmetik, Pflanzen-Kosmetik, Bio-Kosmetik oder eben einfach Standard-Kosmetik – jeder kann auf dem überfüllten Markt der Schönheitsprodukte sein persönliches Lieblingsprodukt finden. Nur manchmal muss man eben etwas länger auf die Suche gehen. Hilfreich finde ich bei der Suche auch Bewertungen von Verwenderinnen, die über bestimmte Kosmetik-Produkte ihre Erfahrungen veröffentlichen. Ich lese gerne diese Bewertungen, weil ich so auch erfahre, was die Verbraucherinnen sich heutzutage im Kosmetikbereich wünschen.

Gute Zutaten wichtig

Später werde ich in diesem Ratgeber noch über sehr interessante Zutaten und Wirkstoffe in der Kosmetik schreiben. Diese Wirkstoffe findet man in industriell produzierter Kosmetik oder auch als Zutat für die eigene Kosmetikherstellung. So können Sie selbst entscheiden, ob Sie lieber Fertigprodukte verwenden oder lieber eigene Produkte herstellen oder fertige Kosmetik tunen möchten. Was auch immer Sie lieber mögen, die neuen Wirkstoffe sollten Sie unbedingt einmal ausprobieren. Da ist sicher der eine oder andere Volltreffer für Ihre Hautbedürfnisse dabei.

So wie Sie es möchten

Fazit: Ob Sie nun lieber Ihre ganz persönliche Kosmetik mit Ihren Wunsch-Inhaltsstoffen nach Rezeptvorgaben herstellen oder gute Fertigkosmetik verwenden möchten, das bleibt Ihnen überlassen. Wichtig ist eigentlich nur, dass die Pflegeprodukte hautverträglich und möglichst wirksam sein sollen. In diesem Ratgeber möchte ich Ihnen keine Kosmetik-Rezepturen zum Mixen und Rühren der eigenen Pflegeprodukte vorstellen. Dafür gibt es unzählige Bücher mit tollen Anleitungen für jeden Geschmack und jeden Hauttyp. In diesem Ratgeber stelle ich Ihnen Top-Wirkstoffe und interessante Selbst-Behandlungsmöglichkeiten vor, die allesamt ihre Wirkung zeigen.

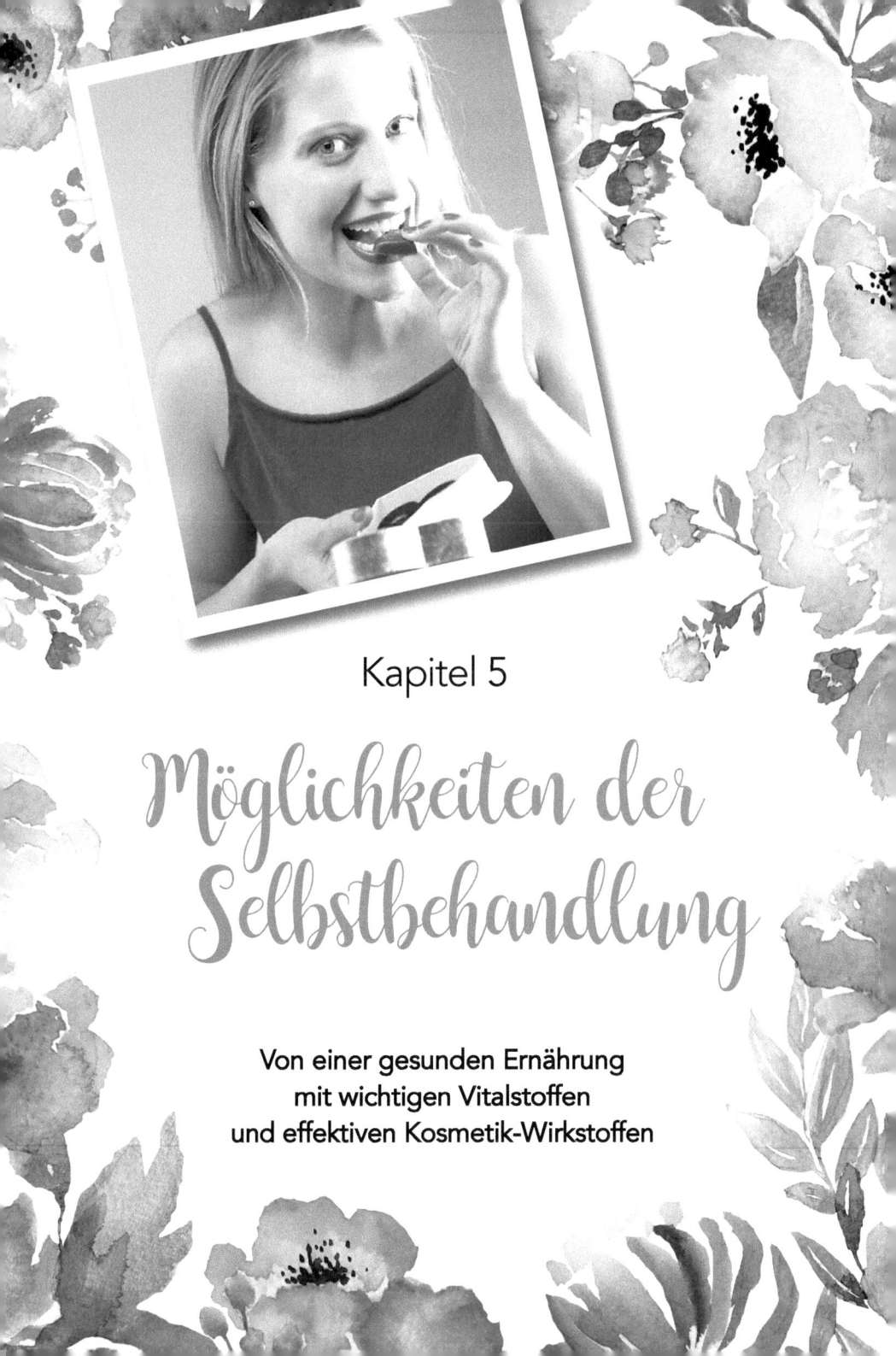

Kapitel 5

Möglichkeiten der Selbstbehandlung

Von einer gesunden Ernährung
mit wichtigen Vitalstoffen
und effektiven Kosmetik-Wirkstoffen

Möglichkeiten der Selbstbehandlung

Von einer gesunden Ernährung mit wichtigen Vitalstoffen und effektiven Kosmetik-Wirkstoffen

Wahre Schönheit kommt von innen: diesen Spruch kennen wir alle. In der Tat spielt unsere Ausstrahlung von innen nach außen eine besondere Rolle in Sachen Schönheit. Was nützt einem ein faltenloses Gesicht, wenn es eine Mimik wie ein Gefrierschrank hat? Ausstrahlung und Sympathie sind wahrhaftig die größten Schönheitsmerkmale überhaupt. In einem freundlichen Lächeln findet man keine Makel – nur wahre Schönheit, die von innen nach außen strahlt.

Gesunde Ernährung
Natürlich spielt auch eine gesunde Ernährung eine große Rolle bei der Schönheit. Du bist, was du isst: wieder ein Spruch, der wahre Worte spricht. Auch die Ernährung ist für die Schönheit von innen zuständig. Wer seinen Körper und seine Zellen über eine ausgewogene Ernährung mit allen wichtigen Nähr- und Vitalstoffen versorgt, der pflegt damit auch seine Schönheit von innen. Nur wer wirklich gesund ist, der sieht letztlich auch so aus: gesund und schön.

Vitalstoffe & Co
Manchmal reicht eine gesunde und ausgewogene Ernährung jedoch nicht aus, um den Körper bis in die letzte Zelle mit genügend Vitalstoffen zu versorgen. Schuld an einer Unterversorgung mit Vitalstoffen sind dann oft u.a. Stoffwechselstörungen, Krankheiten mit erhöhtem Grundumsatz, Alkohol-Missbrauch, Rauchen oder Stress. In diesen und auch weiteren Lebenssituationen ist es sinnvoll, die Nahrung gezielt mit Nahrungsergänzungsmitteln (NEM) zu ergänzen.

Belastete Lebensmittel
Da unsere Ernährung heute oft mit Pestiziden und Giftstoffen, gefährlichen Zusatz- und Aromastoffen und vielen weiteren ungesunden Sub-

stanzen belastet ist – egal, ob frische Lebensmittel wie Obst und Gemüse oder Fertiglebensmittel – ist es beinahe unmöglich, mit der Nahrung wirklich alle wichtigen Vitalstoffe in wirklich ausreichender Menge aufzunehmen.

Stress als Beauty-Killer
Außerdem spielt Stress heute in allen möglichen Lebenslagen eine große Rolle. Ob beruflich oder privat: Stress raubt dem Körper viele Vitalstoffe. Wer nicht mit allen Vitalstoffen in ausreichender Menge versorgt ist, der wird schneller krank und strahlt den Vitalstoffmangel regelrecht aus. Haut, Haare und Nägel leiden sichtbar an Vitalstoffmangel und sehen ebenfalls matt, fahl und grau aus. Gegen einen solchen Vitalstoffmangel kann man aber relativ einfach etwas unternehmen: Zusätzlich zu einer ausgewogenen Ernährung kann man bei Bedarf entsprechende Vitalstoffpräparate und NEM einnehmen.

Schönheits-Vitalstoffe
In meinen bisherigen Ratgebern habe ich bereits sehr viele Vitalstoffe und deren Wirkungen vorgestellt. In diesem Ratgeber werden Sie zahlreiche neue Vitalstoffe und NEM kennenlernen, die eine besondere „Schönheitswirkung" haben. In vielen Fällen können diese Präparate schon fast kleine Schönheits-Wunder bewirken: Die Haut wird praller und straffer, Haare wachsen schneller und voller und die Nägel werden wieder fester.

Neue Kosmetik-Wirkstoffe
Auch in Sachen Kosmetik gibt es zahlreiche Neuigkeiten: Neue Substanzen und Wirkstoffe versprechen ein Optimum der Hautpflege mit sichtbarer Wirkung. Die Rezepturen konventioneller Kosmetikprodukte werden immer raffinierter und besser. Tatsächlich habe ich einige neue Wirkstoffe entdeckt und selbst ausprobiert, die ich Ihnen gerne vorstellen möchte.

Nebenwirkungen inklusive
Wer schön sein will, der muss leiden. Bei vielen Schönheitsbehandlungen scheint genau dies das Motto zu sein. Ohne Schmerzen und Blut keine Wirkung. Was nicht weh tut, das kann nicht wirken. Bei manchen Schönheitsbehandlungen ist das auch tatsächlich der Fall. Beim Needling zum

Beispiel wird die Haut mit abertausenden Nadelstichen regelrecht blutig gestochen, damit sich durch die zahlreichen Mikroverletzungen neues Kollagen in der Haut bildet, welches die Haut strafft und glättet. Inzwischen gibt es solche Nadelroller auch für die Heimanwendung, wovon ich allerdings dringend abrate. Wer nicht wirklich 100 Prozent hygienisch arbeitet, der kann mit möglichen Infektionen der Haut großen Schaden zufügen. Das soganannte Needling ist wirklich nur etwas für Fachleute und solche, die sehr mutig sind.

Creme de la Creme
Schöner werden, ohne die Haut zu verletzen, ohne Nadelstiche, Spritze oder Skalpell: das geht auch. Und zwar hochwirksam mit modernen Methoden und Geräten, die ich Ihnen in diesem Ratgeber vorstellen werde. Auch ich habe schon diverse Methoden ausprobiert – mit Wirkungen und Nebenwirkungen. In diesem Ratgeber möchte ich Ihnen allerdings nur die besten Methoden vorstellen, die wirklich einen Nutzen bringen. Sozusagen die Creme de la Creme der Beautymethoden.

Keine Wunder
Wunder möchte ich Ihnen nicht versprechen. Aber eine spür- und sichtbare Wirkung der vorgestellten Methoden kann ich Ihnen versprechen. Richtig angewendet können Sie Ihre Haut sichtbar glätten und straffen, kleine Fettpolster zum Schmelzen bringen und so weiter. Allerdings geht es auch bei diesen Methoden nicht ganz ohne Nebenwirkung: durch Massagen oder Erwärmung wird die Haut deutlich stärker durchblutet, was sich in einer Hautrötung zeigt. Diese Rötung ist ganz normal und auch so gewollt. Ich persönlich wende meine Beautybehandlungen immer abends an, damit sich die Haut über Nacht erholen kann. Am nächsten Tag sieht dann die Haut wirklich frisch, gestrafft und geglättet aus.

Alles zur richtigen Zeit
Wer also seine Haut mit speziellen Methoden behandeln möchte, der sollte dies also nicht gerade vor dem Ausgehen tun. Da hilft eine passende Schönheitsmaske der Haut schon viel besser auf die Sprünge. Bei den Schönheitsbehandlungen kommt es also immer auf die Anwendung als solche und die perfekte Zeit an. Wer alles richtig macht und sich an die jeweiligen Anleitungen und an meine Tipps hält, der wird von dem Ergebnis begeistert sein.

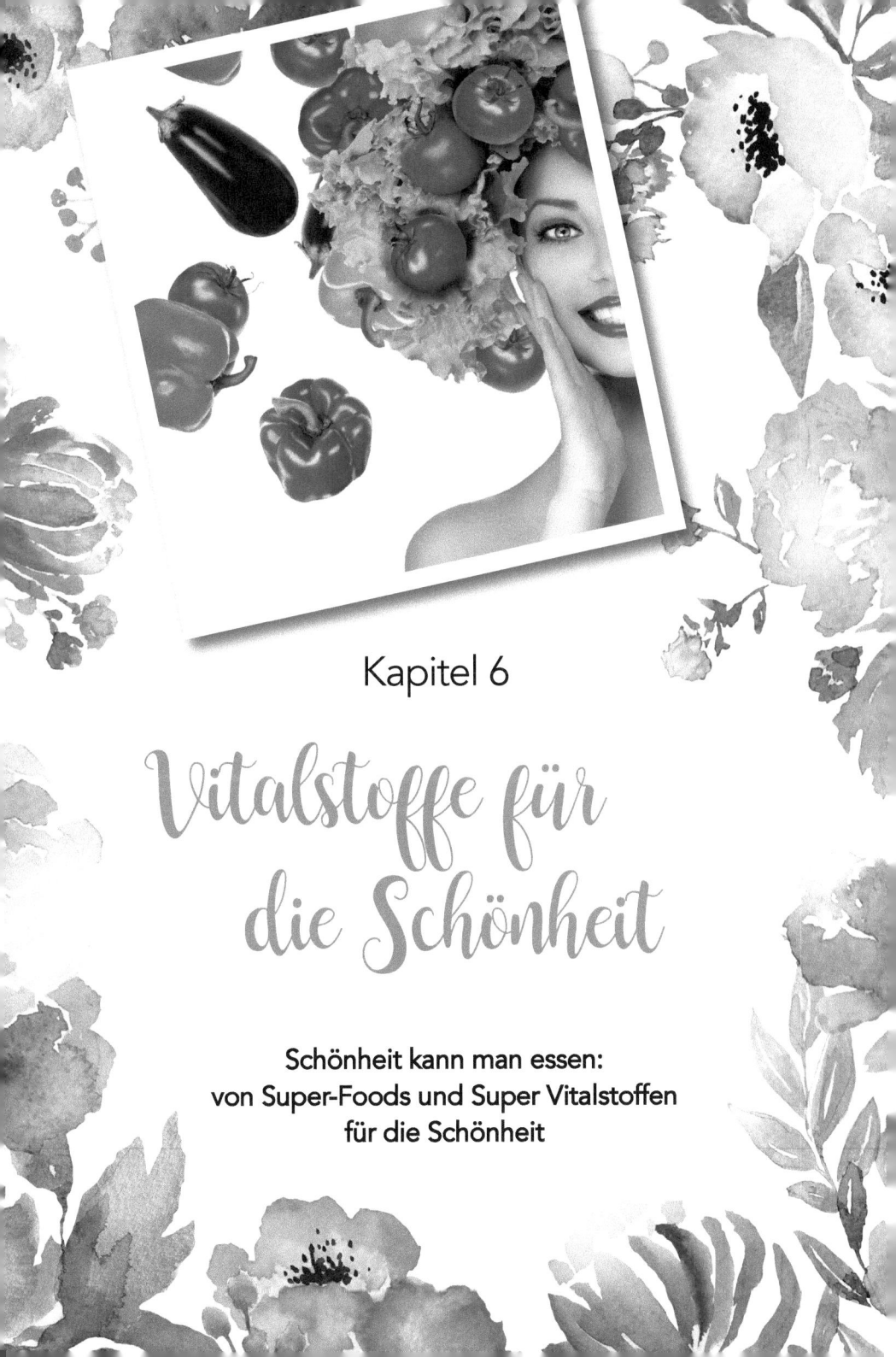

Kapitel 6

Vitalstoffe für die Schönheit

Schönheit kann man essen:
von Super-Foods und Super Vitalstoffen
für die Schönheit

Vitalstoffe für die Schönheit

Schönheit kann man essen: von Super-Foods und Super-Vitalstoffen für die Schönheit

In diesem Kapitel geht es nun erstmalig um spezielle Maßnahmen und Methoden für die Schönheit. Den Anfang mache ich hier mit dem Thema Ernährung und Nahrungsergänzungsmittel bzw. Vitalstoffe. Eine gesunde und ausgewogene Ernährung mit allen wichtigen Nähr- und Vitalstoffen ist nun einmal die Basis für unsere Gesundheit und Schönheit.

Superfoods mit Superwirkung

Seit einiger Zeit sind sogenannte Superfoods total angesagt: Chia-Samen, Goji-Beeren, Spirulina und viele weitere Superfoods versprechen mit ihren geballten Vitalstoffmengen wahre Wunder in Sachen Gesundheit und Schönheit. Und fast täglich kommen neue Wunder-Lebensmittel hinzu. Beeren, Samen, Algen & Co sind absolute Verkaufsschlager. Und wenn man die Begeisterung der Verwender von Superfoods sieht, dann muss auch etwas an der Superwirkung dran sein. Sicher ist, dass diese Superfoods besondere Lebensmittel mit besonderen Inhaltsstoffen sind, die eine besondere Wirkung haben (können).

Super-Wirkstoffe für die Schönheit

Oft wird im Lebensmittelbereich, gerade bei den Superfoods, ordentlich mit gesundheitsbezogenen Aussagen übertrieben. Aber jeder kann sich von der wahren Wirkung selbst ein Bild machen und ruhig testen, wie gut solche Super-Lebensmittel wirken. Ich selbst probiere auch immer wieder einmal etwas Neues aus und schreibe schließlich über meine positiven Erfahrungen. In meinen bisherigen Ratgebern habe ich schon oft über interessante Wirkstoffe und Superfoods berichtet. In diesem Ratgeber möchte ich mich allerdings nicht allgemein über Superfoods auslassen – dafür gibt es unzählige andere Ratgeber. Aber ich möchte Ihnen gerne einige außergewöhnliche Super-Wirkstoffe für Ihre Schönheit vorstellen, die eine besondere Wirkung haben.

Kein Freibrief

Allerdings reicht es nicht, wenn man eine Schönheitspille schluckt und dann erwartet, dass man automatisch schöner wird. Selbstverständlich ist die komplette Lebensweise mit der Ernährung, Bewegung, Schlaf, Stress und weiteren Faktoren wichtig für unsere Schönheit. Pillen können auf keinen Fall eine mangelhafte Lebensweise ausgleichen und sind deshalb auch kein Freibrief dafür. Ganz einfach ausgedrückt: Wer schlecht lebt, der sieht auch schlecht aus. Da helfen auch keine Pillen.

Spezielle Anti-Aging-Wirkstoffe

Einige dieser Wirkstoffe sind nicht wirklich neu oder innovativ, aber sie haben eine elementare Wirkung auf die Haut und somit auf die Schönheit. Ich möchte diese Wirkstoffe ganz bewusst in diesem Ratgeber vorstellen, weil ich selbst von der Schönheits-Wirkung absolut überzeugt bin. Andere Wirkstoffe kennt man vielleicht für andere Indikationen und Zwecke, dennoch haben diese eine besondere Wirkung in Sachen Schönheit. So habe ich Zimt als hervorragendes Mittel für Diabetiker kennengelernt. Aber gerade die Wirkung von Zimt auf den Blutzuckerspiegel wirkt sich auch sehr positiv auf unsere Schönheit aus. Lassen Sie sich von den besonderen „Nebenwirkungen" einfach überraschen.

Gesunde Ernährung wichtig

Nicht zuletzt möchte ich nochmal betonen, dass eine gesunde und ausgewogene Ernährung mit frischen Nahrungsmitteln das A und O für unsere Gesundheit und Schönheit ist. In der Vergangenheit habe ich zum Beispiel meinen Zuckerkonsum deutlich reduziert und achte viel mehr auf die Inhaltsstoffe in meinen Lebensmitteln. Heute bin ich soweit, dass ich sehr süße Lebensmittel sogar verabscheue, weil sie mir überhaupt nicht mehr schmecken. Mein Gehirn hat gelernt, dass mein Körper gar keinen zusätzlichen Zucker benötigt und warnt mich davor. Wenn ich dann mal zuviel Süßes nasche, dann wird mir schlichtweg übel – eine Abstrafung meiner Denkzentrale. Und so fällt es mir überhaupt nicht schwer, Süßes im Übermaß zu meiden. Jeder Mensch sollte einmal seine Ernährung genauer überprüfen und feststellen, was man besser machen kann. Man muss nicht gleich seine Ernährung komplett auf den Kopf stellen, aber jeden Tag ein bisschen zum Positiven verbessern. Und wenn dann die Ernährung in Ordnung ist, dann kann man mit Nahrungsergänzungsmitteln zusätzlich viel Gutes für sich tun.

1. Zimt gegen Hautalterung

Zucker ist die wohl schädlichste Volksdroge überhaupt. Zucker schmeckt verführerisch gut und bringt unser Gehirn dazu, immer mehr Zucker zu verlangen. Zucker macht also süchtig. Und zuviel Zucker macht krank und alt. Zucker verbindet sich mit dem Kollagen unserer Haut und mit anderen Körperzellen. Diesen Prozess nennt man Glykierung bzw. Glykation – auf deutsch: Verzuckerung. Dadurch werden sogenannte Mikroentzündungen verursacht, was u.a. zu einer Verhärtung von Kollagen und Elastin führt. Die Elastizität und Geschmeidigkeit der Haut lässt mehr und mehr nach, was sie letztlich alt aussehen lässt.

Zucker macht alt

Zucker fördert jedoch nicht nur die Hautalterung, sondern verschlimmert auch Akne und Rosacea bzw. kann diese Hautkrankheiten auslösen. Darüber hinaus ist ein übermäßiger Zuckerkonsum Verursacher vieler weiterer Krankheiten und Leiden wie Diabetes, Herz-Kreislaufprobleme, Darmleiden, Übergewicht & Co. Der einzige Ausweg aus dem Zucker-Dilemma ist das Weglassen oder zumindest Reduzieren von Zucker in der Nahrung. Dabei sollte man auch den Zuckergehalt in allen möglichen Lebensmitteln beachten. Sogar süßes Obst kann bei übermäßigem Verzehr negative Folgen haben.

Anti-Aging mit Zimt

Ein sehr interessantes Mittel gegen die Zuckerdroge ist das Gewürz Zimt. Zusätzlich zu einer zuckerbewussten Ernährung kann Zimt helfen, den Blutzuckerspiegel zu senken und damit die negativen Folgen auf unsere Gesundheit und Schönheit auszubremsen. Für die Blutzucker senkende Wirkung ist der Wirkstoff MHCP (Methylhydroxy-Chalcone-Polymer) im Zimt verantwortlich. In Studien wurde eindeutig nachgewiesen, dass bereits 1 Gramm Zimt pro Tag diese positive Wirkung auslöst. Man kann nun entsprechende Mengen Zimt ins Essen oder in Getränke geben, was sogar einen süßen Geschmack ohne Zucker bringt. Dabei sollte man allerdings Ceylon-Zimt dem Cassia-Zimt vorziehen, weil Cassia-Zimt hohe Mengen Cumarin enthält, was in Überdosierung zu Leberschäden führen kann. Man kann aber auch ganz einfach Zimt-Kapseln einnehmen, wobei bereits 1 Gramm als Tagesdosis völlig ausreichend ist für die gesundheitliche und spezielle Anti-Aging-Wirkung. Zimt-Kapseln erhalten Sie in Apotheken, Drogerien, Reformhäusern und im Internethandel.

2. Ingwer lässt die Haut strahlen

Neben Zimt ist auch Ingwer ein natürliches Anti-Aging-Wunder. Seit über 5000 Jahren wird die exotische Wunderknolle nicht nur als Geschmacksgeber von asiatischen Speisen, sondern auch zur Behandlung von Übelkeit, Schmerzen und Erkältungen eingesetzt. Bei uns ist in den letzten Jahren frisch angesetztes Ingwerwasser in aller Munde: frische Ingwerstückchen werden in eine Karaffe mit Wasser gegeben und so als sogenanntes Detox-Ingwerwasser getrunken.

Verlangsamt die Hautalterung

Mit Gingerol und Shoagol enthält Ingwer wertvolle und höchst effektive Antioxidantien, die die Haut vor freien Radikalen schützen und so einem beschleunigten Kollagenabbau vorbeugen. Das hält die Haut länger straff und elastisch. Ebenso wie Zimt kann Ingwer entzündliche Prozesse im Körper ausbremsen, die u.a. auch zu einer vorzeitigen Hautalterung führen. Wie beim Zimt sind diese entzündungshemmenden Eigenschaften des Ingwer wissenschaftlich nachgewiesen, weshalb Ingwer-Präparate auch bei entzündlichen Krankheitsgeschehen und Schmerzen eingesetzt werden. Zu guter Letzt wärmt Ingwer von innen und fördert die Durchblutung, was dafür sorgt, dass unsere Zellen mit mehr Sauerstoff versorgt werden. Davon profitiert auch die Haut: sie sieht strahlender, frischer und rosiger aus.

Anti-Aging-Limonade

Die Ingwerknolle ist ein echter Allrounder in der Küche und lässt sich vielseitig einsetzen. Wie bereits erwähnt, ist Ingwerwasser absolut trendy. Dazu wird nach Belieben ein Stück Ingwerknolle ist kleine Stückchen geschnitten und in eine Karaffe mit Wasser gegeben. Mit frischem Zitronensaft wird daraus eine wohlschmeckende Anti-Aging-Limonade, die tatsächlich ihre Wirkung tut. Ich trinke bereits seit Jahren meine Ingwer-Zitronenlimo mit etwas Kurkuma – einfach köstlich und sehr gesund. Wer keinen frischen Ingwer zur Hand hat, der kann auch Ingwerpulver verwenden, um Speisen und Getränke zu verfeinern. Um eine Anti-Aging-Wirkung zu erzielen, sollte man täglich etwa 5 Gramm frischen Ingwer oder 1 Teelöffel Ingwerpulver zu sich nehmen. Besonders im Winter leistet „Heißer Ingwer" perfekte Dienste, um einer Erkältung vorzubeugen oder diese zu kurieren. Dazu trinkt man einfach heißes Ingwerwasser als Tee. Das wärmt Leib und Seele und tut unheimlich gut.

3. Kurkuma hält länger jung

Ein weiteres Wunder-Gewürz für unsere Schönheit ist Kurkuma. Als wesentlichen Bestandteil von Curry-Mischungen kennen wir Kurkuma. In der indischen Ayurveda-Medizin wird Kurkuma als heiliges Gewürz bei vielen Leiden wie Verstopfungen, Blähungen, Durchfall, Magenkrämpfen und sogar bei verschiedenen Krebsarten eingesetzt. Verantwortlich für die Gesundheitswirkung im Kurkuma sind der Wirkstoff Curcumin und besondere etherische Öle, deren Wirkung in zahlreichen Studien nachgewiesen wurde. Durch eine stark entgiftende Wirkung hat Kurkuma auch eine positive Wirkung auf die Haut.

Schutz vor Alterung

Eine besondere Wirkung von Kurkuma liegt aber in der Aktivierung des Enzyms Telomerase, welches unsere Telomere regeneriert. Telomere ummanteln die Enden unserer Chromosomen wie Schutzkappen und schützen diese – ähnlich wie die Kunststoffenden an Schnürsenkeln. Im Laufe unseres Lebens nimmt jedoch die Länge dieser Telomere ab. Schlechte Lebensgewohnheiten wie Rauchen, Alkohol, Stress oder eine ungesunde Ernährung beschleunigen diesen Vorgang. Irgendwann sind dann die Telomere so kurz, dass die betroffenen Zellen absterben. Unsere Hautzellen teilen sich öfter als andere Körperzellen und sind somit von der Telomerverkürzung besonders betroffen. Aus diesem Grunde sieht man unserer Haut am ehesten unser Alter an.

Länger biologisch jung bleiben

Die Telomere sind eine Maßeinheit für unser tatsächliches, biologisches Alter: je länger die Telomere, umso jünger erscheinen wir. Kurkuma ist nun ein besonders Mittel, um die Schutzfunktion der Telomere länger zu erhalten. Kurkuma kann dem biologischen Alter ein Schnippchen schlagen und dafür sorgen, dass man länger jung bleibt. Kurkuma ist ein sehr wirksames Antioxidans, welches das Enzym Telomerase aktiviert. Die Telomerase regeneriert die Telomere und verlangsamt deren Verkürzung. Dadurch bleiben die Telomere länger lang – und wir länger biologisch jung. Um von der verjüngenden Kurkuma-Wirkung zu profitieren, sollte man täglich etwa 3 Gramm Kurkuma verzehren. Wesentlich einfacher ist es jedoch, Kapseln mit Kurkuma-Extrakt einzunehmen, die dieser Menge entsprechen. Solche Kapseln erhält man in Apotheken, Drogerien, Reformhäusern oder im Internethandel.

4. Omega-3-Fettsäuren als Beauty-Food

Mit zunehmendem Alter wird unsere Haut immer schlaffer, trockener und faltiger. Mit Cremes und Seren versuchen wir diesen Alterungsprozess aufzuhalten. Doch leider pflegt auch die beste Kosmetik die Haut nur von außen: nur die äußeren Hautschichten können mit guter Kosmetik mit Fett und Feuchtigkeit versorgt und entsprechend gepflegt werden. Die wahre Hautalterung geschieht aber in den tieferen Hautschichten – und dort kann die beste Kosmetik nicht wirken.

Fischöle und Pflanzenöle

Ein besonderes Pflegemittel von innen stellen die Omega-3-Fettsäuren dar, die wir über unsere Nahrung aufnehmen und die über das Blut bis in die letzte Zelle transportiert werden. Omega-3-Fettsäuren kommen vor allem in hochwertigen Speiseölen wie Leinöl, Weizenkeimöl, Sonnenblumenöl und in fetten Fischen wie Lachs, Makrele oder Thunfisch vor. Wer diese Lebensmittel reichlich verzehrt, der versorgt auch automatisch seine Haut von innen mit wertvollen Omega-3-Fettsäuren und den beiden essenziellen Fettsäuren EPA (Eicosapentaensäure) und DHA (Docosahexaensäure). Ohne diese wichtigen Fettsäuren altert der gesamte Organismus schneller und wir büßen dadurch sichtbar Jugendlichkeit und Frische ein.

Kosmetik von innen

Eine gute Versorgung mit Omega-3-Fettsäuren hilft gegen trockene und schuppige Haut, wenn Cremes und Lotionen alleine nicht mehr helfen. Diese Fettsäuren gleichen die Zusammensetzung der Lipide (Fette) in der Haut aus und wirken gleichzeitig gegen Mikroentzündungen, die u.a. auch die Haut vorzeitig altern lassen. Sie helfen bei der Zellerneuerung und erhöhen den Feuchtigkeitsgehalt in der Haut, wodurch diese sichtbar praller und glatter wirkt. Zudem schützen Omega-3-Fettsäuren vor Hautallergien und Hautunreinheiten. Selbst entzündliche Hautprozesse wie bei der Neurodermitis können deutlich gelindert werden. Omega-3-Fettsäuren kann man in der Tat als „Beauty-Food" – als Kosmetik von innen bezeichnen. Täglich sollte man etwa 2 Gramm Omega-3-Fettsäuren verzehren, um von der exzellenten Schönheitswirkung zu profitieren. Über preisgünstige Kapseln aus Fischöl oder Leinöl lässt sich dieser Bedarf bequem decken. Omega-3-Kapseln erhält man in Apotheken, Drogerien und Reformhäusern.

5. Pantothensäure für Haut und Haare

Die Pantothensäure kennen wir vor allem als Vitamin B5 oder Panthenol in Salben und Cremes zur Förderung der Wundheilung oder Feuchtigkeitsbindung. Fast alle Anti-Aging-Cremes enthalten heute Panthenol als wichtigen Wirkstoff zur Hautverschönerung. Das Vitamin der B-Gruppe wirkt äußerlich aufgetragen hervorragend gegen Hautrötungen sowie -entzündungen und fördert die Wundheilung. Gesunde Haut profitiert von der enormen Feuchtigkeitsbindung in der Haut.

Schönheitsvitamin

Die Pantothensäure gehört zum Vitamin-B-Komplex, der besonders wichtig für einen aktiven Stoffwechsel ist. Dabei ist die Pantothensäure bzw. das Vitamin B5 der Star unter den Schönheitsvitaminen. Nicht nur äußerlich in Hautpflegeprodukten, sondern innerlich hat dieses Vitamin erstaunliche Wirkungen. Im Körper wird das Vitamin B5 in Coenzym A (CoA) umgewandelt. CoA unterstützt die Herzleistung, die Lungenfunktion und eine gesunde Verdauung. Es ist zudem an der Bildung der Nebennierenhormone beteiligt, die sich positiv auf Stressfolgen auswirken. Deshalb bezeichnet man Vitamin B5 auch als Anti-Stress-Vitamin.

Regeneration und Verjüngung der Haut

Pantothensäure ist für eine gesunde Hautfunktion sehr wichtig und kann helfen, Hauterkrankungen wie Akne zu lindern oder gar zu heilen. Es hilft innerlich auch bei der Hautregeneration bei Verletzungen oder bei Sonnenbrand. Zudem fördert Vitamin B5 die Pigmentierung der Haare. In entsprechend hoher Dosierung berichten viele Verwender davon, dass dieses Vitamin die ergrauten Haare wieder repigmentiert hat. Als normale Tagesdosis werden 6 mg Vitamin B5 im Verbund mit dem gesamten Vitamin B-Komplex empfohlen. Als therapeutische Dosis werden hingegen bis zu 1.000 mg (1 Gramm) täglich empfohlen, um diverse Hautkrankheiten oder Akne zu therapieren. Auch die Schönheit von Haut und Haaren profitiert von einer höheren Dosierung der Pantothensäure. 100 bis 500 mg täglich über einen Zeitraum von mindestens drei Monaten können schon wahre Schönheits-Wunder bewirken. Hochdosierte Pantothensäure-Präparate erhält man vor allem im Internethandel. Beachten Sie bitte immer die Packungsbeilage und die Dosierungsanleitung, um von der wahren Schönheitswirkung zu profitieren.

6. MSM ist mehr als ein Beauty-Wunder

MSM ist die Abkürzung für Methylsulfonylmethan, einer organischen Schwefelverbindung. MSM ist ein wahrer Alleskönner für sämtliche Körperfunktionen: als Bestandteil von Hormonen, Enzymen, Aminosäuren, Antioxidantien und vielen weiteren Substanzen ist MSM wichtig für das Immunsystem, die Abwehr von Krankheitserregern, für Augen, Gefäßwände und viele Organsysteme mehr. MSM ist ein wichtiger Aufbaustoff für Knorpel und Gelenke, wirkt hervorragend gegen Entzündungen und lindert so typische Arthroseschmerzen.

Powerstoff für Haut, Haare und Nägel

MSM ist notwendig für die Energieproduktion in allen Zellen und liefert dem Körper viel Power. Als wichtige Grundsubstanz für Proteine wie Kollagen, Elastin und Keratin sorgt MSM für glatte und elastische Haut sowie für feste Nägel und volles, glänzendes Haar. Durch eine gezielte Zufuhr von MSM werden die Haut straffer und glatter, die Haare voller und glänzender und die Nägel deutlich fester. Zudem wirkt MSM stark entgiftend und wird so zu Detox-Kuren eingesetzt. Eine gezielte Entgiftung sorgt zusätzlich für eine klarere Haut, schönere Haare und festere Nägel. Der gesamte Körper profitiert von der Schwefel-Kur und reagiert darauf mit einer besseren Fitness, höheren Ausdauer und insgesamt mehr Energie.

Detox für Schönheit und Gesundheit

Durch industrielle Landwirtschaft, durch Kochen, Lagerung und starke Verarbeitung enthalten unsere Lebensmittel heute nur noch wenig organischen Schwefel. Die meisten Menschen sind daher mit wichtigen Schwefelverbindungen unterversorgt, was aber kaum jemand bemerkt oder feststellt. Wer einmal eine wundersame Schönheits- und Gesundheitskur vornehmen möchte, der sollte täglich etwa 1 bis 2 Gramm MSM einnehmen. Anfangs sollte man jedoch einschleichend dosieren, weil die Entgiftungswirkung recht deutlich ausfallen kann und zu Kopfschmerzen, Müdigkeit oder Durchfall führen kann. In den ersten zwei Wochen sollte man daher mit nur einem halben Gramm MSM starten und danach allmählich auf die gewünschte Tagesdosis steigern. MSM gibt es als Pulver, Kapseln oder Tabletten. Am besten vergleichen Sie Produkte im Onlinehandel und lesen auch die Bewertungen und Produktbeschreibungen dazu. Das hilft bei der Produkt-Auswahl.

7. Taurin als Anti-Aging-Mittel

L-Taurin ist eine Aminosäure, die viele jüngere Menschen als Zusatz von Energy-Drinks kennen. In der Tat ist Taurin ein wahrer Energie-Spender, der auch gezielt in der Medizin eingesetzt wird, um die Funktionen von Leber, Nieren, Herz und Darm zu unterstützen. Eine besondere Wirkung dieser Aminosäure in Sachen Schönheit ist aber die Verhinderung der Glykation, wobei sich Zucker an Zellstrukturen heftet, wodurch deren Funktion massiv beeinträchtigt wird. Diese Verzuckerung ist eine Hauptursache der allgemeinen Alterungsvorgänge im Körper, wodurch auch fast alle Krankheiten induziert werden.

Aminosäure schützt vor Verzuckerung

Die Glykation ist also ein Hauptalterungsfaktor: Durch „freie Radikale" wird das sogenannte Crosslinking von Zellen aller Art verursacht: Querverbindungen von Bindegewebszellen. Hierbei werden intakte Proteinstrukturen mit Zuckermolekülen verbunden, wodurch die Proteine wie z.B. Kollagen oder Elastin verkleben und verhärten – ähnlich wie alte, verwitterte Gummis, die völlig unelastisch sind. So wird auch das elastische Gewebe immer steifer und härter, wodurch Falten, Runzeln und etliche weitere Alterserscheinungen wie Altersflecken im Hautgewebe entstehen. Die Protein-Zucker-Verbindungen nennt man „Advanced Glycation End-Products" – kurz AGE, was ironischerweise auch für „alt" steht. Diese AGE kann man leider nicht rückgängig machen, aber deren Entstehung lässt sich durch diverse Glykations-Hemmer wie L-Taurin reduzieren oder verhindern.

Taurin gegen Glykations-Alterung

L-Taurin ist ein wirksamer Gegenspieler der Zell-Verzuckerung und damit ein hervorragendes Anti-Aging-Mittel. Die Aminosäure spendet dem Körper nicht nur wertvolle Energie, was vor allem Leistungssportler sehr zu schätzen wissen, sondern bremst auch noch typische Alterungsvorgänge im Körper aus. Wer von dieser Altersbremse profitieren möchte, der kann entweder reines Taurin-Pulver oder Kapseln als Nahrungsergänzung zu sich nehmen. Taurin erhält man vornehmlich im Fitness-Handel vor Ort oder im Internet. Eine Dosierung von etwa 2 bis 4 Gramm täglich kann je nach Körpergewicht zum gewünschten Anti-Aging-Effekt führen. Auf jeden Fall sollte man aber die Dosierungsanweisung des jeweiligen Präparates beachten.

8. Hyaluron von innen als Faltenfiller

Hyaluronsäure kennen wir als Wirkstoff in kosmetischen Produkten zur Aufpolsterung der Haut mit einer Extra-Portion Feuchtigkeit bzw. Wasser. Tatsächlich kann dieser vielseitig eingesetzte Wirkstoff die Haut von außen ordentlich durchfeuchten und ein wenig aufpolstern, so dass Fältchen etwas geglättet werden. Allerdings hält dieser Effekt nur sehr kurzfristig, weil eben diese Feuchtigkeit fast so schnell wieder aus der Haut heraus verdunstet, wie sie von außen zugeführt wurde.

Feuchtigkeits-Depot für pralle Haut

Anders sieht das mit Feuchtigkeit von innen aus. Schon alleine durch ausreichende Flüssigkeitszufuhr durch Trinken kann man die Haut von innen mit Feuchtigkeit gut aufpolstern. Wer viel trinkt, der hat tatsächlich eine prallere und glattere Haut. Und wenn man nun der Haut von innen den Feuchtigkeitsbooster Hyaluronsäure zuführt, dann können sogar regelrechte Feuchtigkeits-Depots in der Haut aufgebaut werden. Entdeckt wurde dieser Effekt übrigens zufällig bei Patienten mit Gelenkproblemen, die zum Aufbau von Gelenkschmiere Hyaluronsäure-Kapseln eingenommen hatten. Nicht nur die Menge der Gelenkschmiere, deren Hauptbestandteil Hyaluronsäure ist, wurde deutlich erhöht, sondern auch der Gehalt an Hyaluronsäure in der Haut. Durch die Therapie mit Hyaluronsäure-Kapseln gingen nicht nur die Gelenkschmerzen zurück, auch die Haut wurde sichtbar praller und glatter.

Hochdosierte Hyaluronsäure-Kapseln

Der Trend der Hyaluronsäure-Aufpolsterung der Haut von innen mit entsprechenden Kapseln ist noch recht jung. Allerdings werden die Anwender/innen zusehends mehr, weil diese Anti-Falten-Therapie sich im Internet verbreitet wie ein Lauffeuer. Die meisten Anwender/innen berichten von wahren Schönheits-Wundern durch die Einnahme von Hyaluronsäure-Kapseln. Die Haut wird bereits in den ersten Wochen der Einnahme deutlich praller, glatter und straffer. Allerdings muss man recht hoch dosierte Kapseln mit mindestens 300 mg Hyaluronsäure täglich mit sehr viel Flüssigkeit nehmen, um selbst diesen Effekt zu erleben. Hochdosierte Hyaluronsäure-Kapseln findet man vornehmlich in Online-Shops. Ich empfehle, die Bewertungen zu diesen Kapseln unbedingt zu lesen und dann nach dem persönlichen Empfinden zu entscheiden, ob man diese Therapie-Form wagen möchte.

9. Kollagen-Hydrolysat gegen Falten

Ohne Eiweiß würden wir regelrecht alt aussehen. Eiweiß dient nämlich dem Körper hauptsächlich als Aufbaustoff für unsere Muskeln und für die Struktur unserer Körperzellen. Zudem sorgt Eiweiß dafür, dass Haare und Nägel gut wachsen und unsere Haut elastisch bleibt. Sportler nutzen Eiweißpräparate zum gezielten Muskelaufbau. Und wer abnehmen will, der profitiert vom Sättigungseffekt von Eiweiß- bzw. Protein-Shakes.

Kleine Moleküle wirken besser

Ein ganz besonderes Eiweiß-Produkt ist das sogenannte Kollagen-Hydrolysat. Das Pulver mit rund 90 Prozent Protein hat es wirklich in sich und kann fast schon kleine Wunder bewirken. Kollagen ist ein sehr wichtiges Hauptprotein unseres Körpers, welches den Zusammenhalt, die Elastizität und die Regeneration von Gewebe, Haut, Knochen und Knorpel gewährleistet. Kollagen-Hydrolysat in ein biologisch aktives Naturprodukt, was aus tierischen Kollagenquellen von Rind, Schwein oder Fisch hergestellt wird. Durch ein enzymatisches Verfahren wird dieses Kollagen hydrolysiert, das bedeutet, es wird in kleinste Molekülketten zerlegt. Durch die Hydrolyse ist das Kollagen schließlich wesentlich leichter verdaulich. Diese kleinen Kollagenmoleküle können somit von unserem Körper schneller, besser und umfassender aufgenommen werden als unverarbeitete, lange Kollagenmoleküle. So gelangen die kleinen Moleküle überall dort hin, wo sie im Körper benötigt werden.

Besondere Aminosäuren

Kollagen-Hydrolysat enthält 20 wertvolle Aminosäuren, davon 8 von 9 essentiellen Aminosäuren. Das Besondere im Vergleich zu üblichen Proteinpulvern ist jedoch der außergewöhnlich hohe Gehalt an den Aminosäuren Glyzin, Prolin und Hydroxyprolin, die rund die Hälfte des gesamten Aminosäurengehalts im Kollagen-Hydrolysat ausmachen. Damit ist die Konzentration von Prolin und Glyzin fast 20-mal so hoch wie in anderen Proteinen. Und genau diese besondere Zusammensetzung der Aminosäuren im Kollagen-Hydrolysat macht die wundervolle Wirkung auf unsere Körpergewebe aus.

Einfacher und schneller abnehmen

Wie andere Protein-Pulver hat auch das Kollagen-Hydrolysat eine hervorragend sättigende Wirkung. Wer dieses Pulver regelmäßig in seiner

Ernährung einsetzt, der wird schneller gesättigt und bleibt auch länger satt, was natürlich ideal für alle Menschen ist, die gezielt abnehmen möchten. Dazu lässt sich das Pulver ganz einfach in Getränke, Joghurts, Suppen und ähnliche Speisen einrühren, ohne dass der Geschmack negativ beeinträchtigt wird. Mit Kollagen-Hydrolysat nimmt man also einfacher und schneller ab.

Verjüngt Haut, Haare und Nägel

Ein wahres Beauty-Wunder ist die nachhaltige Regeneration von elastischen Kollagenfasern in unserer Haut. Bereits nach wenigen Wochen der Einnahme von Kollagen-Hydrolysat wirkt die Haut straffer und elastischer, Falten bilden sich sichtbar zurück. Auch Haare und Nägel profitieren vom Kollagen-Hydrolysat: sie wachsen voller, kräftiger und besser nach als je zuvor. Fazit: Kollagen-Hydrolysat hilft beim Abnehmen und macht Haut, Haare und Nägel sichtbar schöner.

Hilft bei Gelenkproblemen

Die Einnahme von Kollagen-Hydrolysat bewirkt aber noch weitere tolle Effekte. Die Aminosäuren im Kollagen-Hydrolysat sind gezielte Aufbaustoffe für Knochen und Knorpel, weil sie die Chondrozyten zur Kollagensynthese anregen. Menschen mit Gelenkproblemen wie Arthrose profitieren ganz besonders von der Einnahme. Bereits nach wenigen Wochen können so die Schmerzen deutlich reduziert werden oder sogar komplett verschwinden, weil die Knorpel und Gelenke spürbar regeneriert werden. Viele Verwender können sogar auf Schmerzmittel aller Art verzichten und freuen sich über ihre neue, jugendliche Beweglichkeit.

Verschiedene Bezeichnungen

Das Wunderpulver Kollagen-Hydrolysat erhalten Sie in Apotheken oder über Online-Shops im Internet. Kollagen-Hydrolysat wird auch unter Bezeichnungen wie Gelatine-Hydrolysat, hydrolisiertes Kollagen, hydrolisierte Gelatine oder Kollagen-Peptid angeboten. Lassen Sie sich beim Kauf beraten oder vergleichen Sie Produkte im Internet – vor allem auch die Preise. Bereits mit 10 Gramm Kollagen-Hydrolysat pro Tag können Sie sich über die tollen Wirkungen freuen. Dazu verwenden Sie einfach das Produkt wie auf der Packungsbeilage angegeben. Meine Empfehlung: Lesen Sie dazu auch die Produkt-Bewertungen im Internet, um sich ein persönliches Bild vom jeweiligen Produkt machen zu können.

10. Vitamin D für gesunde & schöne Haut

Unsere Haut und das Vitamin D stehen in einer besonderen Wechsel-beziehung: Eine gesunde Haut ist Voraussetzung für eine ausreichende Vitamin-D-Produktion und Vitamin D ist wichtig für die Gesundheit un-serer Haut. Während unser Körper auf die Zufuhr von Vitaminen über die Nahrung angewiesen ist, kann unsere Haut dieses Vitamin selbst her-stellen. Notwendig für die Vitamin-D-Bildung ist die UVB-Strahlung der Sonne, wodurch die Haut über einen ausgeklügelten Prozess das Vitamin D bildet und über unser Blut bis in jede Zelle transportiert.

Für die Hauterneuerung

Vitamin D ist für viele Funktionen in unserem Körper besonders wichtig. Ich möchte mich jedoch speziell in diesem Schönheits-Ratgeber dem Thema Vitamin D und schöne Haut widmen. Vitamin D ist besonders wichtig für die Gesundheit und Regeneration unserer Haut. Es hilft der Haut über die Aktivierung der Zellerneuerung diese elastisch, straff und jung zu halten. Zudem unterstützt das Vitamin D die Wundheilung, hemmt Entzündungen und Infektionen, schützt die Haut vor freien Radikalen und stärkt damit das hauteigene Immunsystem. Somit schützt Vitamin D uns sogar vor Hautkrebs.

Vitamin-D-Mangel macht alt

Was die Gesundheit und Schönheit unserer Haut anbelangt, so ist Vitamin D unerlässlich für die Zellteilung und damit für die Erneuerung unserer Haut. Gesunde Hautzellen können nur mit Hilfe von Vitamin D nachge-bildet werden, weil das Vitamin wichtige Botenstoffe dafür kontrolliert. Ohne ausreichend Vitamin D wird die Haut zunehmend dünner, trockener und faltiger. Unsere Haut braucht Vitamin D, um diese weich, geschmei-dig, feucht und in einem guten Zustand zu erhalten.

Die richtige Dosis Sonne

Allerdings ist ein bewusster Umgang mit der Sonne Voraussetzung für eine ausreichende Vitamin-D-Bildung. Während zuviel UV-Strahlung der Haut schadet, kann zu wenig UV-Licht unserer Gesundheit keinen Nutzen bringen. Das richtige Maß ist hier das A und O für unsere Gesundheit und Schönheit. Bei der UV-Dosis gilt: je heller der Hauttyp, desto mehr Vitamin D wird gebildet. Deshalb sollten helle Hauttypen sich auch nicht zu lange in der Sonne aufhalten. Dunkle Hauttypen sind besser vor UV-Schäden geschützt, benötigen aber auch vergleichsweise eine höhere UV-Dosis, um ausreichende Vitamin-D-Mengen zu bilden. Kleidung und Sonnenschutzmittel bremsen bzw. verhindern die Vitamin-D-Produktion in der Haut. Zudem ist in unseren Breitengraden lediglich im Sommer während der Mittagsstunden die UV-Strahlung ausreichend hoch, dass genügend Vitamin D in der Haut gebildet werden kann – wenn man denn auch in dieser Zeit der Haut ausreichend die Möglichkeit gibt, Vitamin D über die Sonne zu tanken.

Raus an die frische Luft

Das ist allerdings in den meisten Fällen nicht gegeben, weil wir uns zu dieser Zeit z.B. aus beruflichen Gründen kaum an der frischen Luft und im Sonnenlicht aufhalten. Das ist auch der Hauptgrund dafür, dass die meisten Menschen einen echten Vitamin-D-Mangel haben. Deshalb gilt hier ein Rat: so oft wie möglich rausgehen in die Natur und wenigstens ein Quäntchen Sonne tanken – für die Gesundheit und für die Schönheit. Erst in jüngster Zeit ist in Untersuchungen bekannt geworden, dass ein Vitamin-D-Mangel Mangel sogar für viele Erkrankungen verantwortlich ist. Und trotzdem werden wir darüber von den Medien nicht aufgeklärt: kranke Leute spülen viel Geld in die Kassen der Pharmaindustrie. Warum sollten die Pharmakonzerne etwas daran ändern?

Schönere Haut im Sommer

Im Sommer bessern sich viele Erkrankungen, weil wir uns häufiger mit leichterer Kleidung in der Sonne aufhalten. Haut, Haare und Nägel werden schöner bzw. wachsen wesentlich besser und kräftiger. So wird bei verschiedenen Hautkrankheiten wie Akne, Schuppenflechte, Neurodermitis oder Vitiligo Vitamin D heute erfolgreich zur Therapie eingesetzt. Es ist in jedem Fall ratsam, in der dunklen Jahreszeit den Vitamin-D-Spiegel beim Hausarzt messen zu lassen. In den meisten Fällen wird sich zeigen, dass die Vitamin-D-Werte deutlich erniedrigt sind. Der Arzt kann dann eine passende Vitamin-D-Therapie verordnen. Man kann einen Vitamin-D-Test aber auch für zu Hause über Online-Apotheken erwerben und diesen nach Vorgabe durchführen. Mit dem Ergebnis erhält man dann auch einen Therapie-Vorschlag für die richtige Vitamin-D-Anwendung. Für die Gesundheit und Schönheit unserer Haut ist Vitamin D ein wahres Wundervitamin und kann viel mehr bewirken, als viele andere Wundermittelchen, die oft nicht halten, was sie versprechen.

Fragen Sie Ihren Arzt oder Apotheker

Für Vitamin D möchte ich keine Dosis-Empfehlungen geben, weil hier zuviele Weisheiten existieren. Ob Sie niedrig- oder hochdosiert dieses Vitamin nehmen möchten, das klären Sie am besten mit Ihrem Arzt. Und wenn Sie ohne Arzt und ohne Vitamin-D-Test dieses Vitamin ausprobieren möchten, dann schauen Sie sich bitte die Produkte und die dazugehörigen Bewertungen im Internet genau an. Und nicht vergessen: die Dosierungsanleitung unbedingt beachten. Dann steht einem Beauty-Wunder nichts mehr im Wege. Mein Rat: Nicht alles auf einmal probieren. Bitte beschränken Sie sich nur auf Vitalstoffe, deren Wirkprofil zu Ihren Indikationen passen. Sie wissen ja: Viel hilft nicht viel!

Informieren und vergleichen

Welches Produkt auch immer Sie gerne ausprobieren möchten, bitte informieren Sie sich immer ganz genau darüber. Studieren Sie die Produktangaben und Dosierungsanleitungen, lesen Sie die Bewertungen im Internet dazu. Die Produkt-Vielfalt ist dermaßen groß, dass auch die Qualitäten und Preise sehr unterschiedlich sind. Bei bestimmten Produkten wie zum Beispiel bei Kollagen-Hydrolysat klaffen die Preise weit auseinander. So gibt es extrem teure Trinkampullen mit Kollagen-Hydrolysat und Kollagen-Hydrolysat-Pulver, die nur einen Bruchteil des Verkaufspreises kosten – und das bei gleicher Wirkung. Informieren Sie sich und vergleichen Sie die Preise. Schönheit muss ganz gewiss nicht teuer sein – auch wenn schöne Bildchen uns das verkaufen wollen.

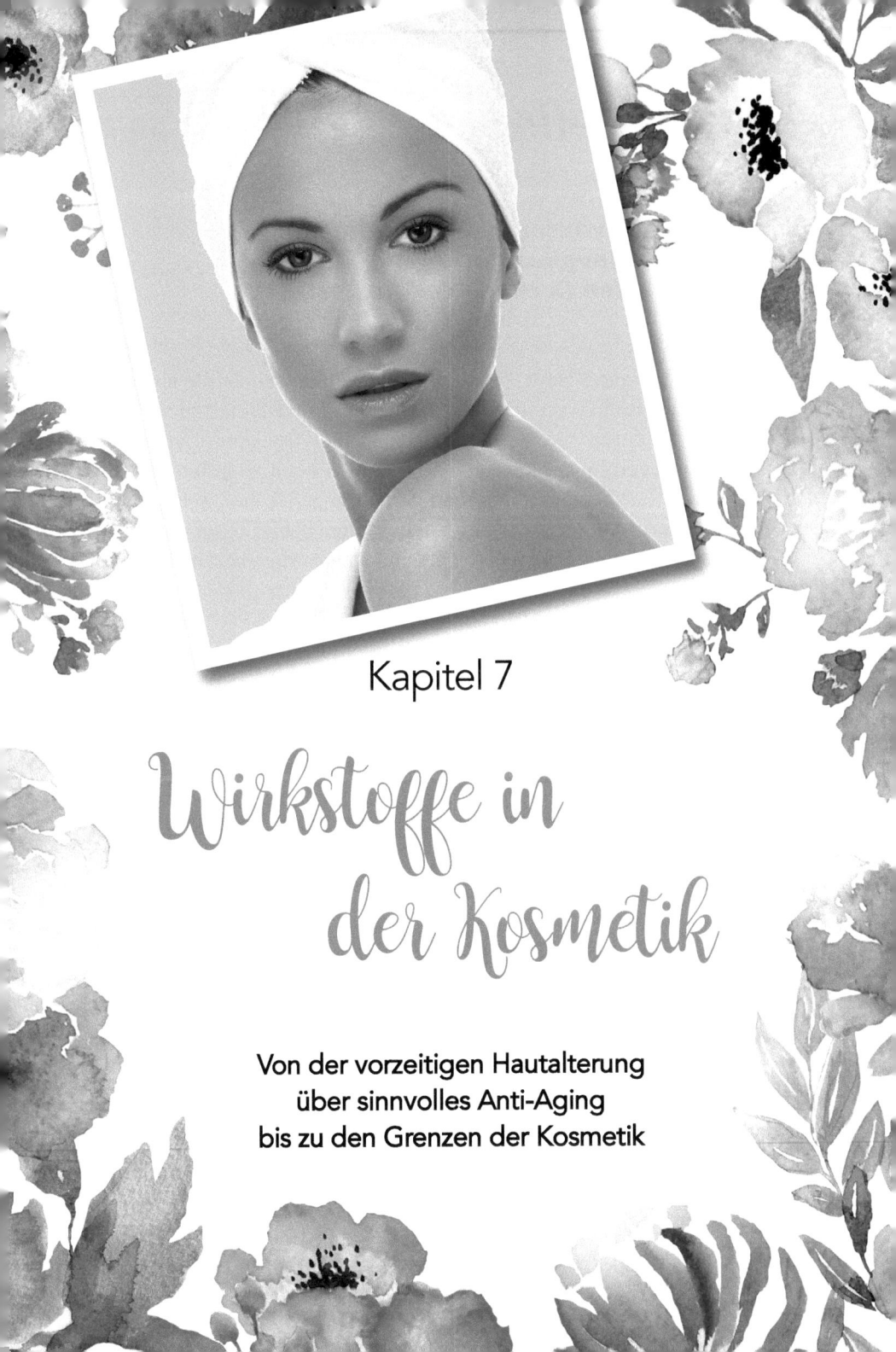

Kapitel 7

Wirkstoffe in der Kosmetik

Von der vorzeitigen Hautalterung
über sinnvolles Anti-Aging
bis zu den Grenzen der Kosmetik

Wirkstoffe in der Kosmetik

Von der vorzeitigen Hautalterung über sinnvolles Anti-Aging bis zu den Grenzen der Kosmetik

Tag für Tag ist unsere Haut – und selbstverständlich auch alle anderen Organe – einer Reihe von negativen, äußeren Umweltbelastungen wie UV-Strahlung durch die Sonne, Hitze, Kälte, trockene Luft oder Krankheitserregern ausgesetzt. Hinzu kommen noch negative, innere Einflüsse wie Rauchen, eine ungesunde Ernährung, Alkohol, Schlafmangel oder Stress. All diese negativen Faktoren beeinflussen unseren Hautzustand in besonderem Maße und sind wahre Altersbeschleuniger.

Äußere und innere Hautalterung

Bei der Hautalterung spricht man deshalb auch von der äußeren und inneren Alterung. Gegen die äußere Hautalterung versucht die Kosmetik-Industrie mit immer neuen Wirkstoffen vorzugehen. Die bisher bewährtesten Substanzen gegen die äußere Hautalterung sind UV-Schutzmittel, die die Haut vor der sonnenbedingten Alterung bewahren. Feuchthaltefaktoren wie zum Beispiel Urea bzw. Harnstoff halten Feuchtigkeit in der Haut und schützen so vor einem Austrocknen der Haut. Fettsalben und -cremes wirken wie ein Hautschutzmantel und schützen die Haut im Winter vor der extremen Kälte.

Vorzeitige Hautalterung

Gegen die innere Hautalterung helfen zum Beispiel die Vitalstoffe für die Schönheit, die ich im vorigen Kapitel vorgestellt habe. Die beste Wirkung gegen das Altern allerdings erzielt man, wenn man die Altersbeschleuniger Rauchen, falsche Ernährung, Alkohol & Co möglichst einschränkt oder ganz ausschaltet. Genau diese Altmacher sorgen nämlich für die sogenannte vorzeitige Hautalterung, die man deutlich im Spiegel sehen kann. Diese Falten, Runzeln, Altersflecken & Co kann man sich einfach ersparen, wenn man seinen Lebensstil komplett auf „gesund" umstellt.

Anti-Aging und Age-Reverse

Die Kosmetik versucht nun mit entsprechenden Anti-Aging-Präparaten der Hautalterung entgegen zu wirken. Am effektivsten geschieht dies mit Substanzen, die vor der äußeren Hautalterung schützen. Da die Sonne der größte Altmacher ist, kann man die Haut auch mit Sonnenschutzmitteln besonders effektiv vor der UV-Alterung schützen. Neue Wirkstoffe wie Stammzellen oder Wachstumsfaktoren sollen nun aber regelrecht in die Tiefe der Haut gehen und bereits vorhandene Alterserscheinungen der Haut wieder rückgängig machen können. In diesem Fall spricht man vom „Age Reverse" – der Umkehrung der Hautalterung. Während Anti-Aging-Präparate die Haut vor negativen Einflüssen schützen, sollen Age-Reverse-Präparate die bereits eingetretenen Hautalterungserscheinungen wieder rückgängig machen können. Inwieweit das wirklich möglich ist, das möchte ich in diesem Kapitel durchleuchten.

Grenzen der Kosmetik

Wenn wir von Hautalterung sprechen, dann denken die meisten Menschen an Falten. Fachleute unterscheiden dabei zwei Arten von Falten. Zum einen gibt es die Mimikfalten wie die Stirnfalten, die Zornesfalten, die Lachfalten an den Augen (Krähenfüße) oder die Nasolabialfalten. Diese Falten graben sich tatsächlich mit den Jahren durch eine entsprechende Mimik in die Haut ein. Gegen Mimikfalten kann die Kosmetik bisher nichts oder nur sehr wenig ausrichten. Allerdings gibt es innovative Behandlungsmethoden, die man zu Hause vornehmen kann, die selbst tiefe Falten deutlich reduzieren können. Im nächsten Kapitel werden Sie dann alles zu diesen Methoden erfahren.

Altmacher ausschalten

Gegen Falten, die durch eine vorzeitige Hautalterung entstehen, kann die Kosmetik sehr wohl einiges ausrichten. Das Verrückte dabei: je stärker die Haut vorzeitig gealtert ist, umso mehr kann man mit kosmetischen Maßnahmen etwas dagegen tun. Die Kosmetik kann, wie ich bereits erwähnt habe, diverse Altmacher wie zum Beispiel die negative Wirkung der UV-Strahlung ausbremsen. Eine Sonnencreme ist also mehr als eine Anti-Aging-Maßnahme – sie kann die sonnenbedingte Hautalterung sogar etwas zurückdrehen, weil die Haut sich unter ihrem Einfluss von der UV-Strahlung regenerieren kann. Wenn man die Sonne als Altmacher ausbremst, dann erholt sich sogar sonnengestresste Haut und die typischen Sonnenfältchen verringern sich. Das gilt übrigens in jedem Alter. Also: je früher man mit Sonnenschutz anfängt, z.B. in der Tagescreme, desto länger bleibt die Haut vor typischen Sonnenfalten verschont. Auch in der Kosmetik gilt der Spruch: vorbeugen ist besser als heilen.

Teurer Luxus muss nicht gut sein

Bevor ich nun meine persönlichen Wirkstoff-Stars in der Kosmetik vorstelle, möchte ich noch sagen, dass ich viele Mittelchen mit sehr außergewöhnlichen Substanzen getestet habe. Aufgefallen ist mir dabei, dass sich ein Kosmetik-Trend in Richtung Super-Luxus zeigt. Da werden Luxus-Cremes mit Inhaltsstoffen wie Kaviar, Trüffel oder Gold mit angeblichen Superwirkungen beworben. Im Vergleich zu herkömmlichen Kosmetika habe ich jedoch keine herausragenden Wirkungen feststellen können. Alles ganz normal – aber eben sehr teuer. Und teuer muss nicht unbedingt gut sein.

Codecheck & Co

Wenn Sie nun selbst ein Kosmetik-Produkt oder einen bestimmten Wirkstoff genauer unter die Lupe nehmen möchten, dann empfehle ich Ihnen folgende Website: *www.codecheck.info*
Hier können Sie alle Produkte checken oder auch an Hand von bestimmten Wirkstoffen gezielt nach passenden Produkten suchen. Alternativ hilft auch der Hautschutzengel weiter: *www.hautschutzengel.de*

Keine Produktempfehlungen

Geben Sie im Suchfeld einfach den Namen des Produktes oder den Inhaltsstoff ein, um sich genau darüber zu informieren. Wenn Sie zum Beispiel ein gutes Produkt mit einem ganz bestimmten Wirkstoff suchen, dann geben Sie den genauen INCI-Wirkstoffbegriff im Suchfeld ein. Ihnen werden dann Produkte mit diesem Wirkstoff gezeigt. Anhand der Bewertung des Produktes mittels Farbkreis – grün für gute Inhaltsstoffe, rot für schlechte – können Sie dann Ihr persönliches Produkt finden. Bei der Vorstellung der nachfolgenden Kosmetik-Wirkstoffe gebe ich immer den jeweiligen INCI-Suchbegriff an, damit Sie selbst die passenden Produkte finden können. Aus werberechtlichen Gründen kann ich keine Produktempfehlungen geben und bitte daher darum, von Anfragen an mich abzusehen. Hier helfen Codecheck und Hautschutzengel oder auch Foren sowie Produktbewertungen wesentlich besser weiter.

1. Koffein regt den Hautstoffwechsel an

Nicht nur der Genuss von Kaffee macht müde Menschen munter, auch in der Kosmetik hat der Wirkstoff Koffein anregende Wirkungen auf unsere Haut. In straffenden Bodylotions, Augencremes und Haarpflegeprodukten kann Koffein schon fast kleine Wunder bewirken. Zwar ist der Einsatz von Koffein in der Kosmetik nicht neu, aber nachgewiesen sinnvoll und wirksam. INCI: *Caffeine*

Multitalent in der Kosmetik

In der Kosmetik ist Koffein ein echtes Multitalent. Koffein fördert die Durchblutung der Haut und sorgt dafür, dass unsere Hautzellen verstärkt mit Nähr- und Vitalstoffen versorgt werden. Zudem werden weitere Hautwirkstoffe wie Q10 oder Vitamin C verstärkt von der Haut aufgenommen und können so ihre Energie spendende Wirkung besser entfalten. So kann der natürliche Hautstoffwechsel besonders gut angeregt werden, was die Hautalterung ausbremst und die Hautstraffung sichtbar fördert.

Hilft bei Cellulite

In der Körperpflege, zum Beispiel in Anti-Cellulite-Präparaten, unterstützt Koffein den Abbau von Fettzellen. Zudem wird überschüssiges Gewebewasser über die Lymphe leichter abtransportiert, was zu einer Gewebestraffung führt. Diese Wirkungsweisen, Fett abbauen und Gewebewasser abtransportieren, machen Koffein tatsächlich zu einem idealen Figurstraffer par excellence. Cellulite kann durch die regelmäßige Anwendung von Koffein-Kosmetik sichtbar gebessert werden.

Tränensäcke und Haarausfall

Wer unter Tränensäcken oder geschwollenen Augenlidern leidet, der sollte unbedingt eine Augenpflege mit Koffein probieren. Koffein-Augencremes können nachweislich die Ausprägung von Tränensäcken und geschwollenen Augenlidern reduzieren. Auch hier beruht die Wirkung auf Fettabbau, Abtransport von Wasser und Gewebestraffung. In der Haarpflege spielt Koffein eine große Rolle in Produkten gegen Haarausfall oder Haaralterung. Koffein stimuliert eindeutig die Haarwurzeln und kann tatsächlich den Haarwuchs fördern. Ob in Schampoos, Haarkuren oder Haarwässern – wer Probleme mit dem Haarwuchs hat, der sollte entsprechende Produkte unbedingt probieren.

2. Aloe Vera als Feuchtigkeits-Booster

Die Echte Aloe ist eine bemerkenswerte Heilpflanze. Aus ihren langen Blättern wird hochwertiges Aloe Vera Gel gewonnen, welches in der Naturheilkunde und in der Kosmetik sehr geschätzt wird. Das wundervolle Heil-Gel enthält über 200 wertvolle Wirkstoffe, darunter eine Vielzahl an Vitaminen, Mineralien und Aminosäuren sowie feuchtigkeitsspendende und heilungsfördernde Substanzen wie Mono- und Polysaccharide (Zuckerstoffe). INCI: *Aloe Barbadensis Leaf Juice*

Vielseitiges Naturheilmittel

Aufgrund der zahlreichen Inhaltsstoffe wirkt Aloe Vera Gel antibakteriell, antiviral, antifungal und entzündungshemmend. Hauptverantwortlich für diese Wirkungen ist der Zuckerstoff Acemannan. Er bildet einen Schutzfilm auf der Haut, der die Bildung und Vermehrung von Bakterien, Viren und Pilzen hemmt. In der Naturmedizin wird Aloe Vera Gel deshalb gerne bei entzündlichen Hauterkrankungen wie Akne, Neurodermitis oder Herpesinfektionen eingesetzt. Auch ein Sonnenbrand kann erfolgreich mit Aloe Vera Gel gelindert werden.

Top Kontakt-Gel für Beauty-Anwendungen

In der Natur kann die Aloe Vera Pflanze viele Monate ohne Wasser auskommen, weil sie in ihren Blättern das stark wasserspeichernde Aloe Vera Gel enthält. Und genau dieses Gel ist somit ein hervorragendes Pflegemittel für unsere Haut. In der Kosmetik wird die stark feuchtigkeitsspendende Eigenschaft von Aloe Vera Gel sehr geschätzt. Trockene Haut mit typischen Fältchen profitiert besonders von den Wirkungen der Aloe Vera. Mit seinen Vitaminen, Mineralien, Aminosäuren und vielen weiteren wertvollen Inhaltsstoffen pflegt Aloe Vera Gel besonders intensiv und regt die Erneuerung der Hautzellen an. Neues Kollagen und Elastin wird produziert, was die Haut strafft und elastischer macht. Diese Wirkung kommt auch der Wundheilung zugute. Aloe Vera Fans nutzen das Gel auch als In-Leave-Kur nach der Haarwäsche zur Pflege ihrer trockenen und spröden Haare. Ich selbst nutze das Gel besonders gerne als Kontakt-Gel für meine Anwendungen mit diversen Beautygeräten, die ich in diesem Ratgeber vorstellen werde. Danach ist die Haut immer schön prall und glatt. Beim Kauf sollte man auf pures Aloe Vera Gel ohne zuviele Zusatzstoffe achten. Je weniger weitere Inhaltsstoffe, umso besser.

3. Hyaluronsäure für pralle Haut

Die Hyaluronsäure ist ein natürlicher Bestandteil verschiedener Bindegewebsarten und sorgt als Hauptbestandteil der Gelenkschmiere dafür, dass unsere Gelenke geschmeidig ineinander gleiten und großen Belastungen Stand halten. In der Kosmetik wird Hyaluronsäure als hochwirksamer Feuchtigkeits-Booster eingesetzt, der unsere Haut sichtbar glättet und strafft. INCI: *Sodium Hyaluronate*

Molekülgröße ist wichtig

Ein Gramm Hyaluronsäure kann bis zu 6 Liter Wasser binden, was die enorme Wasserspeicherkraft dieser Substanz belegt. In der Kosmetik werden zwei Arten Hyaluron verwendet: Die hochmolekulare Hyaluronsäure mit großen Molekülen bildet mit dem Keratin der Haut einen Feuchtigkeitsfilm, der die Elastizität der Haut erhöht und entzündungshemmende Eigenschaften hat. Allerdings kann hochmolekulare Hyaluronsäure auf Grund ihrer Molekülgröße nicht die Hautbarriere penetrieren. Die niedermolekulare Hyaluronsäure hingegen durchdringt die Hautbarriere und füllt die Feuchtigkeits-Depots in der Haut mit reichlich Feuchtigkeit auf. Diese Feuchtigkeit kann im Bindegewebe gespeichert werden. Bei regelmäßger Zufuhr hat diese niedermolekulare Hyaluronsäure eine nachhaltige Anti-Falten-Wirkung.

Hyaluron-Face-Lifting

In der Kosmetik werden idealerweise die hochmolekulare und die niedermolekulare Hyaluronsäure in einem Produkt kombiniert, um einen Synergie-Effekt zu bewirken. Die Haut wird bei regelmäßiger Anwendung mit Feuchtigkeit versorgt und sichtbar praller und glatter. Die Hautelastizität wird zusehends verbessert. Mit speziellen Beauty-Geräten, z. B. mit einem Elektro-Mesoporationsgerät, kann man dafür sorgen, dass ein Vielfaches der Hyaluron-Kosmetik tief in die Haut transportiert und im Bindegewebe dauerhaft vernetzt wird. So wirkt die Anwendung fast schon wie eine dezente Unterspritzung mit Hyaluron – was man bereits nach einer einzigen Behandlung deutlich sehen kann. Die Haut wirkt deutlich gestrafft, beinahe wie geliftet. Im nächsten Kapitel werde ich diese Behandlungs-Methode genauer erklären. Beim Kauf von Hyaluronsäure-Kosmetik sollten Sie darauf achten, dass sowohl hochmolekulare als auch niedermolekulare Hyaluronsäure enthalten ist. Das steht auf der Packung bzw. in der Produktbeschreibung.

4. Phytohormone für Haut im Wechsel

In den Wechseljahren erleben viele Frauen nicht nur einen körperlichen und mentalen Wandel, auch die Haut verändert sich. Schuld an diesen Veränderungen ist die Umstellung der allgemeinen Hormonsituation. Durch einen zunehmenden Östrogenmangel wird die Haut trockener, faltiger und verliert an Volumen. Pflanzliche Östrogene aus Traubensilberkerze (INCI: *Cimicifuga racemosa*), Rotklee (INCI: *Trifolium pratense*) oder Soja (INCI: *Glycine Soja*) können sowohl bei innerlicher wie äußerlicher Anwendung helfen.

Botenstoffe für jüngere Haut

Phytohormone sind pflanzliche Hormone, die das Wachstum und bestimmte biologische Vorgänge in der Pflanze steuern, so wie es Hormone auch im menschlichen Körper tun. Die Phytohormone sind Botenstoffe, die Wachstumsprozesse in der Pflanze stimulieren oder bremsen können. Viele dieser Phytohormone haben eine östrogenähnliche Wirkung, die man auch gezielt in der Anwendung beim Menschen einsetzen kann. Innerlich wie äußerlich können pflanzliche Östrogene bei typischen Beschwerden im Klimakterium eingesetzt werden, ohne jedoch die Nebenwirkungen aufzuweisen, wie es durch synthetisches Östrogen möglich ist. Das macht Phytoöstrogene zu idealen Wirkstoffen im kosmetischen Einsatz, um die Haut optisch zu verjüngen.

Mehr Spannkraft und Volumen

In der Kosmetik werden Pflanzen mit einem hohen Phytohormongehalt eingesetzt. Die Traubensilberkerze, Rotklee oder Soja enthalten sekundäre Pflanzen-Inhaltsstoffe, die an den Östrogenrezeptoren in der Haut andocken und einen Hormonmangel auf natürliche Weise ausgleichen. Diese Phytohormone beeinflussen Vorgänge in der Haut, die mit Östrogen zusammenhängen. Durch die Anwendung von Phytohormonen in der Kosmetik wird nachweislich die Zellteilung, die Kollagen- und Hyaluronsynthese angeregt. Der Abbau von Kollagen und Hyaluron wird abgebremst. So wird die Haut wieder praller, glatter und gewinnt deutlich mehr an Spannkraft und Volumen. Eine passende Creme findet man am besten, wenn man bei *Codecheck* die oben genannten INCI in der Suchleiste eingibt und nach passenden Produkten sucht. Zu vielen Produkten findet man dann über Google Bewertungen von Anwenderinnen, die bei der Produktauswahl helfen können.

5. Algen für jugendlich schöne Haut

Algen spielen in der modernen Kosmetik schon immer eine wichtige Rolle. Verschiedene Algen werden als Konsistenzgeber oder Feuchtigkeitswirkstoffe in unterschiedlichsten Rezepturen eingesetzt. In jüngster Zeit jedoch macht eine besondere Alge in Sachen Schönheitspflege von sich reden: die Braunalge Alaria. Diese Alge hat herausragende Beautywirkungen und wird deshalb vermehrt in diversen Anti-Aging-Produkten eingesetzt. INCI: *Alaria esculenta extract*

Progerin macht alt

Durch negative Einflüsse wie UV-Strahlung wird die Hautalterung beschleunigt. Für die beschleunigte Hautalterung ist insbesondere das Protein Progerin verantwortlich, was bei negativen Einflüssen auf Haut und Körper vermehrt gebildet wird. In größeren Mengen findet man das Progerin in den Keratinozyten und Fibroblasten der Haut, was zu einer sichtbaren Hautalterung führt. Progerin ist also ein wichtiges Schlüsselprotein der Alterungsvorgänge in unserem Körper, besonders auch in unserer Haut. Je mehr Progerin in den Zellen gebildet wird, desto schneller altern wir.

Alge der Jugendlichkeit

Was unsere Haut anbelangt, so beinflusst Progerin die Hautproteine und damit die Elastizität und Festigkeit der Haut in sehr negativer Weise. Der Extrakt aus Alaria hat nun eine ganz besondere Eigenschaft: beim Auftragen auf die Haut senkt er die Progerin-Produktion um bis zu 75 Prozent und sorgt dafür, dass durch z.B. UV-Strahlung geschädigte Haut sich wieder sichtbar regenerieren kann. Hautuntersuchungen haben ergeben, dass die Progerin-Konzentration bei über 60-Jährigen durch Alaria auf die Werte von etwa 35-Jährigen gesenkt werden kann. Deswegen wird Alaria auch gerne als Alge der Jugendlichkeit bezeichnet. Bereits 1 Prozent Alaria-Extrakt in der Kosmetik kurbelt den Stoffwechsel alternder (Haut)Zellen deutlich an und wirkt wie eine Zellverjüngung. Die Synthese von Kollagen, Elastin und Hyaluron in der Haut wird signifikant angekurbelt, was sich bereits nach vierwöchiger Anwendung deutlich zeigt. Die Haut wirkt praller und deutlich straffer. Kosmetik mit Alaria ist recht preiswert überall erhältlich. Ein passendes Pflegeprodukt finden Sie, wenn Sie bei *Codecheck* – wie bereits erklärt – nach Produkten mit Alaria Esculenta suchen.

6. Mikrosilber gegen Akne, Pickel & Co

Mikrosilber ist in der Medizin und Kosmetik keine Neuheit. Aber es ist ein erprobter und sicherer Wirkstoff zur Behandlung von keimbesiedelten Wunden, Hautentzündungen und Akne bzw. Pickeln. Ein großes medizinisches Behandlungsgebiet ist das klassische Wundmanagement. Infizierte Wunden heilen nur schlecht oder gar nicht. Da können Verbände mit Mikrosilber schon fast wahre Wunder leisten. In der Kosmetik kommt Mikrosilber in Cremes, Lotionen, Gelen oder Sprays zur Pflege der Haut bei Neurodermitis, Akne und Entzündungen mit Hautrötungen sehr erfolgreich zum Einsatz. INCI: *Silver*

Silber wirkt auf der Hautoberfläche

Mikrosilber wirkt über seine Ionen antimikrobiell. Oberstes Ziel beim Einsatz von Mikrosilber in der Medizin und Kosmetik ist die Reduzierung der Keimbelastung der Haut. Dabei wirkt das Silber nur an der Hautoberfläche und dringt aufgrund seiner Partikelgröße nicht in den Körper ein. Somit ist die Anwendung von Mikrosilber sicher und klar auf den Anwendungsort begrenzt.

Gute Wirkung ohne Reizung

In der Kosmetik profitieren alle Anwender mit Akne, Pickeln, Hautentzündungen wie zum Beispiel bei der Neurodermitis oder Schuppenflechte und ausgeprägten Hautrötungen vom Mikrosilber. Silber wirkt besonders hautschonend und dennoch ausreichend intensiv gegen die zuvor genannten Hautprobleme. Mikrosilber wirkt dabei gezielt antibakteriell, antiviral und fungizid. Gleichzeitig beruhigt es die belastete Haut und sorgt somit für eine rasche Heilung. Heute enthalten vor allem Kosmetika für unreine Haut Mikrosilber. Unreinheiten und Pickel klingen ab, ohne dass die Haut ausgetrocknet wird.

Für Gesicht und Körper

Gute Präparate mit Mikrosilber kann man in der gut sortierten Kosmetik-Abteilung einer Drogerie und in der Apotheke kaufen. Am besten verwendet man ein Präparat mit weiteren nützlichen Inhaltsstoffen, zum Beispiel aus einer Naturkosmetik-Serie. Mikrosilber-Präparate kann man im Gesicht und am gesamten Körper anwenden. Wenn Sie ein passendes Präparat suchen, dann lassen Sie sich am besten beraten oder schauen auf *Codecheck* nach.

7. Parakresse als Botox-Alternative

Wenn wir reden, lachen oder die Stirn runzeln, dann wird unsere Gesichtsmuskulatur vielen unbemerkten Mikrokontraktionen unterzogen. Je mehr wir unsere Mimik bemühen, umso mehr Fältchen graben sich mit der Zeit in unsere Haut ein: die typischen Mimikfalten. Nun kann man gegen Mimikfalten harte Geschütze wie Botox auffahren, um die gesamte Mimikmuskulatur regelrecht lahm zu legen oder eben sanftere Alternativen wie die Parakresse mit dem Wirkstoff Spilanthol verwenden. INCI: *Acmella oleracea extract*

Für entspannte Haut

Viele Stars sind inzwischen wegen ihrer erstarrten Botox-Gesichter bekannter geworden als durch ihre eigentliche „Promi-Leistung". Eine sanfte Alternative zum übermächtigen Botox ist die Parakresse mit ihrem Wirkstoff Spilanthol. In der Naturmedizin wird Spilanthol als mildes Lokalanästhetikum zur Behandlung von Kopf- und Zahnschmerzen sowie bei Rheuma und Gelenkschmerzen angewendet. Äußerlich auf die Haut aufgetragen hat Spilanthol eine ganz besondere Wirkung: es entspannt die Hautmuskulatur und führt zu deutlich sichtbar relaxteren Gesichtszügen. Durch die verringerte Muskelspannung wird die Haut sichtbar geglättet und gestrafft. Parakresse bzw. Spilanthol wirkt übrigens ziemlich schnell: Kleine Mimikfalten verschwinden bereits nach gut einer Stunde. Der Effekt kann über viele Stunden anhalten.

Wirkung steigert sich

Der Extrakt aus der Parakresse mit dem Wirkstoff Spilanthol kann bedenkenlos regelmäßig auf die Haut aufgetragen werden. Bei kontinuierlicher Anwendung verschwinden so nicht nur kleinere Mimikfältchen, sondern auch tiefere Falten werden sichtbar entspannt. Die Wirkung von Parakresse wird bei dauerhafter Anwendung gesteigert, ohne jedoch zu einem maskenhaften Gesicht zu führen. Bereits nach vierwöchiger Anwendung sieht die behandelte Haut deutlich straffer und damit glatter und jünger aus – und das ohne starre Botox-Visage. Gute Präparate mit Parakresse kommen neuerdings immer häufiger auf den Markt. Cremes, Masken und Seren mit Parakresse sind total angesagt. Schauen Sie einfach mal im Drogeriemarkt nach oder machen Sie sich auf *Codecheck* schlau. Gute Kosmetika mit Parakresse gibt es inzwischen in allen Preisklassen.

8. Peptide als Boten für junge Haut

Peptide gehören zu den neueren Wirkstoffen am Kosmetikmarkt. Peptide bestehen aus Aminosäuren, der Basis von Proteinen und Enzymen. Auf die Haut aufgetragen wirken sie als Botenstoffe und geben der Haut zum Beispiel die Information, sich schneller zu erneuern oder mehr Kollagen, Elastin und Hyaluron zu produzieren. Der berühmteste Vertreter der Beauty-Peptide ist das Argireline, welches in Sachen Kosmetik schon ordentlich für Furore gesorgt hat. INCI: *Acetyl-Hexapeptide-3* bzw. *Acetyl-Hexapeptide-8*

Nachhaltige Faltenglättung

Unsere (Haut)Zellen kommunizieren über Botenstoffe miteinander. Um zum Beispiel einen Muskel zu bewegen, ist der Nervenbotenstoff Acetylcholin erforderlich. Wird mehr Acetylcholin zum Muskel transportiert, wird der Muskel stärker kontrahiert. Der Wirkstoff Acetyl-Hexapeptide hemmt nun die Freisetzung von Acetylcholin, so dass der Muskel sich relaxen kann. Mit Acetyl-Hexapeptide kann, äußerlich auf die Haut aufgetragen, die Kontraktion der Gesichtsmuskeln derart abgeschwächt werden, dass sich die gesamte Gesichtsmuskulatur entspannen kann. Und ein entspanntes Gesicht wirkt nun mal frischer und jünger, die Haut kann sich nachhaltig glätten.

Botox im Cremetopf

In Studien wurde nachgewiesen, dass Acetyl-Hexapeptide bis zu 60% den Nervenbotenstoff Acetylcholin blockieren kann, was im optimalsten Falle zu einer enormen Faltenreduktion von bis zu fast 50% führen kann. Ähnlich wie Parakresse wirkt Acetyl-Hexapeptide also wie natürliches Botox – nur eben ohne die mögliche Botox-Starre. Jede Haut reagiert allerdings anders: die eine Haut profitiert mehr von der Parakresse, andere Haut mehr vom Acetyl-Hexapeptide. Jeder muss für sich selbst ausprobieren, welcher Wirkstoff besser wirkt. In Amerika wird Argireline als „Botox in a jar" bezeichnet – Botox im Cremetopf. In der Tat können Kosmetika mit diesem Wirkstoff eine sichtbare Hautglättung, besonders im Bereich der Augen, bewirken. Allerdings darf man von keiner Creme erwarten, dass diese die Haut mal eben um viele Jahre verjüngt. Wenn man keine zu hohen Erwartungen hat, dann ist Argireline sicher eine gute Wahl. Gute Präparate mit Acetyl-Hexapeptide kann man leicht über *Codecheck* finden.

9. Kohle für klare und reine Haut

Kohlrabenschwarze Aussichten: Kohle in Gesichtsmasken, Kohle in Zahncremes oder Kohle in der Haarpflege. Kohle ist als Zusatz in der Kosmetik derzeit total angesagt. Aus der Medizin kennen wir Kohletabletten, die Schad- und Giftstoffe in Magen und Darm aufsaugen und so Verdauungsprobleme oder Durchfall verhindern sollen. In der Kosmetik wird Aktivkohle – das sogenannte Schwarze Gold – als effektives Mittel gegen Hautunreinheiten, fettige Haare oder verfärbte Zähne eingesetzt. INCI: *Charcoal Powder*

Schwarze Kohle macht porentief rein

Für die Aktivkohle wird spezielles Holz unter Ausschluss von Sauerstoff so lange extrem erhitzt, bis die spezielle Aktivkohle mit besonders feinen, saugfähigen Poren entsteht. Aktivkohle hat einen sehr hohen Anteil an Kohlenstoff. Diese Aktivkohle hat nun die Eigenschaft, Schad- und Giftstoffe sowie Fette, Öle und Flüssigkeiten zu binden. Die reine Form der Aktivkohle hat eine sehr poröse Struktur und damit eine Saugwirkung ähnlich eines Schwammes. In der Kosmetik wird diese Fähigkeit genutzt, um Fette, Öle und Rückstände von Kosmetik von Haut und Haaren zu entfernen und um Zähne aufzuhellen.

Das richtige Maß ist wichtig

In erster Linie sind Aktivkohle-Produkte für unreine und fettige Haut gedacht. Durch ihre Tiefenwirkung eignet sich die Anwendung von Aktivkohle besonders zur begleitenden Behandlung von Pickeln und Akne. Trockene Haut würde nur noch mehr austrocknen und eher Schaden nehmen. Beim Kauf von Aktivkohle-Kosmetik sollte man jedoch stets auch auf die weiteren Zutaten im Produkt achten. Leider enthalten viele Kohle-Produkte schlechte Inhaltsstoffe, weshalb man diese besser meiden sollte. Auf *Codecheck* kann man sich dazu schlau machen. Und noch etwas: Eine übertriebene Anwendung von Kohle-Kosmetik schadet Haut, Haaren und Zähnen mehr, als dass sie nützt. Von einer regelmäßigen Anwendung möchte ich daher eher abraten. Beachten Sie daher immer die Gebrauchsanweisung des jeweiligen Produktes. Bei richtiger Anwendung innerhalb der üblichen Pflegeroutine – zum Beispiel eine Aktivkohle-Gesichtsmaske pro Woche – kann Kohle wirklich eine sehr positive Wirkung haben. Das richtige Maß ist hier sehr wichtig: zuviel des Guten ist eben nicht wirklich gut.

10. EGF für jüngere und straffere Haut

Seit einigen Jahren gibt es einen neuen Star am Kosmetik-Himmel: EGF – Epidermal Growth Factor bzw. Epidermaler Wachstumsfaktor. EGF ist ein spezielles in der Haut vorkommendes Signalpeptid, das die Haut anregt sich zu regenerieren und zu erneuern. Zudem regt es die Produktion von Kollagen, Elastin und Hyaluron an. Mit zunehmendem Alter verringert sich jedoch der EGF-Gehalt in der Haut: die Haut altert mit allen typischen Anzeichen. Der Wirkstoff EGF in Spezialkosmetika, der übrigens aus Pflanzen hergestellt wird, soll nun die Hauterneuerung wieder ankurbeln. INCI: **Hexapeptide-40 SH-Oligopeptide-1**

Sichtbare Hauterneuerung

Aus der Dermatologie kennt man EGF schon sehr lange zur Behandlung von schlecht heilenden Wunden. In der modernen Kosmetik wurde EGF erst in jüngerer Zeit genutzt, um die allgemeine Hauterneuerung anzuregen. Die ersten Produkte mit EGF waren allerdings sündhaft teuer, weshalb die Produkte auch kaum bekannt wurden. Inzwischen gibt es preiswerte Kosmetik mit EGF im Drogeriemarkt, die sich jeder leisten kann. In der Tat berichten viele Verwenderinnen von einer Optimierung ihrer Haut. Die Kollagen- und Elastinsynthese wird gesteigert, die Hyaluronproduktion erhöht, Fältchen sichtbar reduziert und das gesamte Hautbild verfeinert und verbessert.

Jungbrunnen erst testen

Zum Wirkstoff EGF gibt es noch nicht viele Studien und Untersuchungen. Aber erste Ergebnisse zeigen, dass EGF ein sehr vielversprechender Wirkstoff ist, der bereits von vielen Verwenderinnen sehr positiv bewertet wurde. In der Medizin hat EGF bereits seine Wirkung deutlich bewiesen, so sollte auch die Kosmetik von diesem außergewöhnlichen Wirkstoff profitieren. Kosmetik mit EGF ist also offenbar wirklich ein echter Jungbrunnen für gealterte Haut. Wenn auch nicht jede Haut gleich gut auf den Wirkstoff EGF reagiert, so ist es einen Versuch wert, diese Kosmetik auszuprobieren. Produkte mit EGF findet man ganz einfach im Internet. Dort kann man sich auch über Verbraucherbewertungen informieren, welches Produkt am besten zu einem passt. Und wie immer ist *Codecheck* stets eine gute Hilfe, das passende Produkt zu finden. Mein persönlicher Test ist recht gut ausgefallen. Durch EGF wirkte meine Haut tatsächlich frischer. Ausprobieren lohnt sich also.

Jede Haut ist anders

Beim EGF ist es so wie bei allen anderen Wirkstoffen: Die eine Haut verträgt den Wirkstoff sehr gut und reagiert mit äußerst positiven Behandlungsergebnissen. Andere Haut hingegen zeigt vielleicht sogar allergische Reaktionen und verträgt den Wirkstoff nicht. So sollte man, besonders bei empfindlicher Haut, neue Kosmetika mit innovativen Wirkstoffen erstmal in der Ellenbeuge testen, um zu sehen wie die Haut reagiert. Wenn dann alles gut geht, dann kann man seine Anti-Aging-Behandlung in Gesicht & Co starten.

Auf der Suche nach dem Wundermittel

Es kommt immer wieder vor: die so heiß geliebte Creme wird vom Markt genommen oder die Rezeptur verändert. Da hat man lange Zeit sein persönliches Lieblingsprodukt in aller Zufriedenheit verwendet und darf nun wieder auf die Suche nach einer neuen Lieblingscreme gehen. Mir passiert so etwas ständig: da habe ich jahrelang ein tolles Produkt für meine Haut verwendet, und plötzlich ist es weg vom Markt. Bei meiner Suche nach einem neuen Lieblingsprodukt teste ich dann so viele neuartige Wirkstoffe und Substanzen, aber wirklich glücklich werde ich zumeist damit nicht. Auf der Suche nach DEM Wundermittel muss auch ich feststellen: eine Supercreme gibt es nicht.

Die Supercreme gibt es nicht

Alle Wirkstoffe haben Vor- und Nachteile. Der eine glättet die Haut deutlich, aber trocknet die Haut mit zunehmender Verwendung ziemlich aus. Der andere Wirkstoff durchfeuchtet die Haut super, aber er verursacht Pickel. Es ist wirklich sehr schwierig, seine persönliche Supercreme zu finden. Dazu kommt noch, dass jede Haut anders reagiert. Die eine Haut mag eine bestimmte Creme, andere Haut reagiert mit heftigen Nebenwirkungen. So ist es leider auch mit den von mir vorgestellten Beauty-Wirkstoffen. Ich kann für keinen Wirkstoff eine Wirk-Garantie geben, weil eben jede Haut anders reagiert. Da bleibt nur eines: selbst ausprobieren und sehen, was der neue Wirkstoff bringt.

Bewährtes ist oft besser

Wer sehr empfindliche Haut hat, der sollte nicht experimentieren. Bewährte Wirkstoffe wie Hyaluronsäure, Aloe Vera oder auch Panthenol, pflanzliche Öle und natürliche Pflanzenextrakte sind meist auch für sensible Haut geeignet. In meinem Ratgeber *Die neuen Schönmacher* habe ich ausführlich über bewährte und sehr potente Wirkstoffe geschrieben. Dort kann man auch viele weitere Schönmacher entdecken, wenn man das Thema noch weiter vertiefen möchte.

Ausprobieren macht auch Spaß

Grundsätzlich kann es auch Spaß machen, mal eine neue Kosmetik auszuprobieren. Eine schöne Gesichtsmaske oder eine duftige Bodylotion kommen auch für mich je nach Laune in Frage. Aber wenn es um meine dauerhafte Gesichtspflege geht, dann bevorzuge ich ein festes Pflegeprogramm mit meinen persönlichen Lieblingsprodukten. Wenn ich etwas gut finde, dann bleibe ich auch dabei.

Öfter mal was Neues

Ich wünsche Ihnen auf jeden Fall viel Erfolg und beste Ergebnisse auf der Suche nach Ihrem persönlichem Lieblingsprodukt. Muten Sie Ihrer Haut nicht zuviele Neuheiten zu und lassen Sie sich auch Zeit, um die Wirkung eines Produktes feststellen zu können. Manchmal braucht die Haut Zeit, um auf ein neues Produkt positiv reagieren zu können. Ich gönne mir gut und gerne einen Monat Zeit, um ein neues Kosmetik-Produkt auf Herz und Nieren testen zu können. Nur wenn meine Haut negativ oder mit Nebenwirkungen reagiert, dann verwende ich das Produkt nicht weiter. Ansonsten habe ich auf diese Weise schon viele neue Wirkstoffe kennengelernt, wenn ich auch bis heute noch kein Wundermittel gefunden habe. Ich bleibe also weiterhin auf der Suche...

Ein guter Rat

Naturkosmetik hat sich in den letzten Jahren richtig gemausert. Raus aus der Öko-Tussi-Ecke – rein in die innovative Kosmetik mit ausgewählten Inhaltsstoffen wie Hyaluronsäure, Aloe Vera und hochwirksamen Pflanzenstoffen, die herkömmliche Zutaten in Normalo-Kosmetik in der Wirkungsweise bei weitem übertreffen. In der Naturkosmetik steckt die neue Wissenschaft von junger und schöner Haut. Inzwischen ist die Auswahl am Kosmetikmarkt so groß, da findet jeder für seine Bedürfnisse die passende Naturkosmetik – und das auch zu vernünftigen Preisen. Schauen Sie sich einfach einmal in einem Drogeriemarkt um: hier gibt es alles für alle.

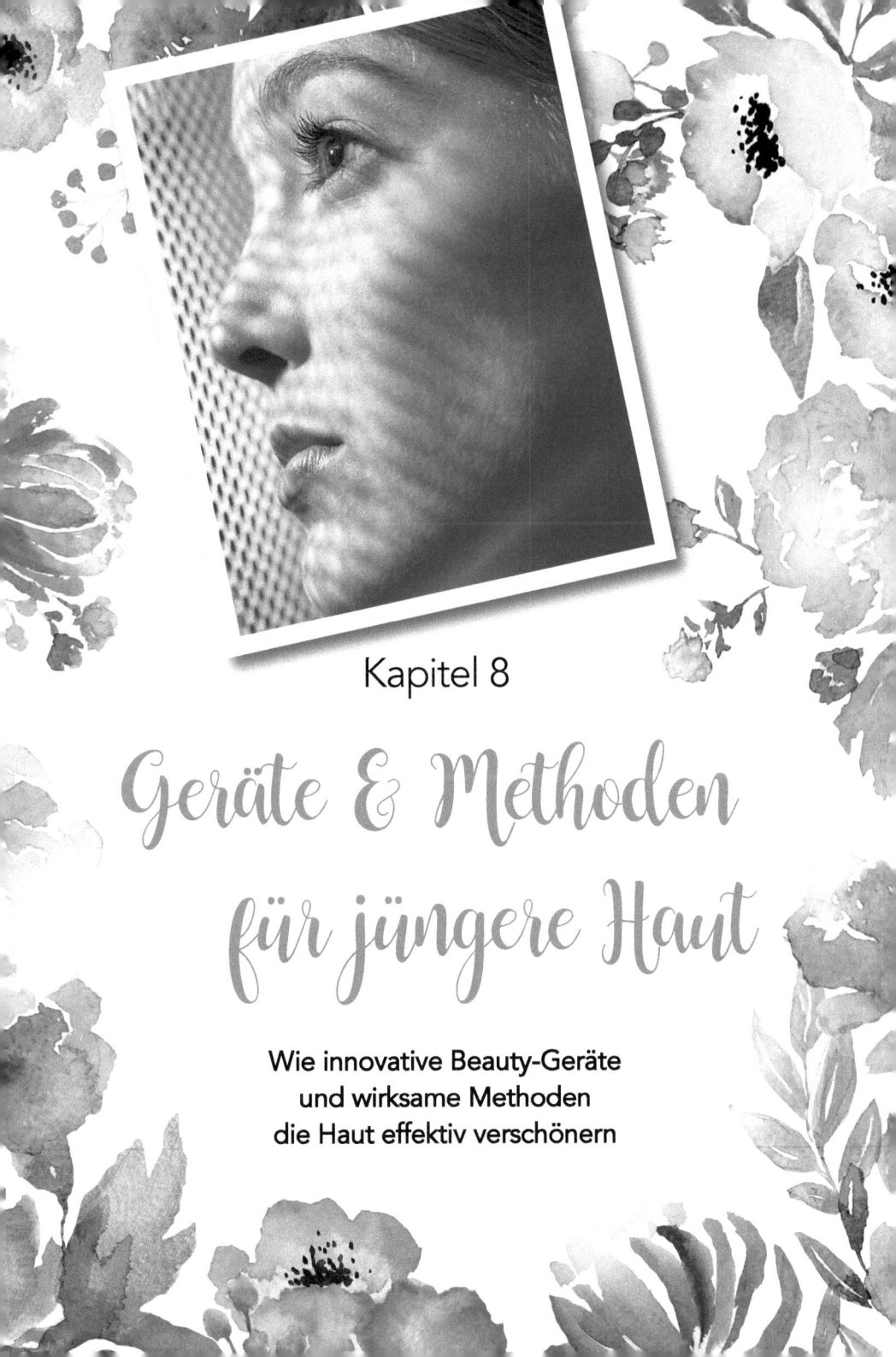

Kapitel 8

Geräte & Methoden
für jüngere Haut

Wie innovative Beauty-Geräte
und wirksame Methoden
die Haut effektiv verschönern

Geräte & Methoden für jüngere Haut

Wie innovative Beauty-Geräte und wirksame Methoden die Haut effektiv verschönern

Wenn Pillen und Cremes nicht mehr reichen, um die eigene Schönheit zu pushen, dann gibt es immer noch etwas, was deren Wirkung toppen kann: spezielle Methoden und Beauty-Geräte für die Selbstbehandlung. In den letzten Jahren boomt der Markt mit solchen Schönheitsgeräten, weil immer mehr Anwender/innen keine Lust mehr auf teure und zeitaufwendige Behandlungen bei der Kosmetikerin oder beim Beauty-Doc haben. Selbst ist die Frau oder der Mann heute – auch in Sachen Schönheit.

Schönheits-Horror-Theater

Schon für meinen Ratgeber *DIE NEUEN SCHÖNMACHER* habe ich etliche Schönheitsmethoden für die Selbstbehandlung getestet und muss sagen: besser geht es kaum. Ich würde tatsächlich nicht mehr zur Kosmetikerin oder zum Schönheits-Doktor gehen, um mich entfalten zu lassen. Kein Grimassen-Botox, keine beuligen Hyaluron-Aufspritzungen oder sonstiges Schönheits-Horror-Theater. Ich mache meine Schönheit selbst: mit meinen geliebten Methoden und Beauty-Geräten, ganz einfach und recht unkompliziert.

Lieblings-Methoden

Zu meinen Lieblings-Methoden gehören die LED-Photorejuvenation, die Schröpfmassage, der Softlaser und diverse andere Schönmacher – wie ich bereits am Anfang in diesem Ratgeber geschrieben habe. Und in jüngster Zeit sind nun neue Beauty-Geräte und Methoden auf den Markt gekommen, die es tatsächlich mit einer professionellen Behandlung in einer Schönheitsklinik aufnehmen können. Diese Geräte funktionieren wie die großen Geräte in der Klinik und bringen tatsächlich vergleichbare Ergebnisse – wenn man diese korrekt anwendet. Und das Allerschönste daran: diese Geräte kosten oft deutlich weniger Geld als eine einzige vergleichbare Behandlung in der Beautyklinik. Das hat natürlich auch mich gereizt, solche Geräte zu kaufen und selbst zu testen.

Verblüffende Ergebnisse
Meine Ergebnisse sind tatsächlich verblüffend. Scherzeshalber sage ich gerne mal „Alte Oma" zu meinem Spiegelbild, wenn ich in Wirklichkeit mein fast faltenfreies, glattes Babypopo-Gesicht anschaue. Und dabei habe ich ganz sicher nicht gerade die besten Gene: in meiner Familie haben so ziemlich alle Mädels und Jungs mit einer Elastosis zu kämpfen – das ist eine schlaffe und faltige Haut, meist erblich bedingt. Und das schon mit spätestens 30 Jahren. Und ich bin jetzt fast doppelt so alt und freue mich über meine straffe, pralle und glatte Haut. Ja, das macht mich stolz, weil es mir zeigt, dass meine Arbeit mit den Themen Gesundheit, Schönheit und Wellness so erfolgreich ist. Es lohnt sich immer, sich selbst etwas Gutes zu tun. Das spürt man – und das sieht man. Gönnen Sie sich auch etwas Gutes.

Die neuen Beauty-Geräte
In diesem Kapitel möchte ich Ihnen neue Methoden und Beauty-Geräte vorstellen, die in letzter Zeit ziemlich angesagt sind. Aber leider ist nicht alles Gold, was glänzt. Es gibt neben vielen guten und wirksamen Methoden auch einige, von denen ich unbedingt abraten möchte. Ich will nämlich nicht, dass Sie Ihr Blaues Wunder erleben, wenn Sie blind den Werbeversprechen der Beauty-Industrie vetrauen. Schnell hat man mit zweifelhaften Methoden seine Haut nicht nur übelst maltraitiert, sondern auch noch nachhaltig geschändet.

Die passende Behandlung
Wie bei den Nahrungsergänzungsmitteln und Beauty-Wirkstoffen gilt auch bei den Schönheits-Geräten: jede Haut ist anders. Jede Haut reagiert anders und muss ihren Bedürfnissen entsprechend gepflegt und behandelt werden. Trockene Haut verträgt keine entfettende und austrocknende Pflege oder Behandlung. Fettige Haut mag nicht übermäßig mit zu reichhaltiger Pflege zugekleistert werden. Wenn eine Behandlung positive Ergebnisse bringen soll, dann muss diese zum jeweiligen Hauttyp passen. Beachten Sie einfach meine Hinweise und Tipps zu den nachfolgenden Beauty-Methoden, dann finden Sie sehr einfach die passende Behandlung für Ihr persönliches Schönheits-Problem.

1. Elektro-Mesoporation

In der modernen Medizin ist es manchmal nicht möglich, Medikamente per Spritze unter die Haut oder in eine Vene zu verabreichen. Deshalb wurde eine Methode entwickelt, mit welcher die Wirkstoffe transdermal, durch die Haut hindurch, an den Ort der Erkrankung gebracht werden können: die Elektroporation. Und weil diese Methode in der Medizin so erfolgreich ist, nutzt man diese seit einiger Zeit nun auch in der Kosmetik, um kosmetische Wirkstoffe tief in die Haut zu schleusen. Die Hautdurchlässigkeit für Wirkstoffe ist während der Behandlung um bis zu 90 Prozent erhöht, was den enormen Effekt dieser Methode erklärt.

Wie Spritzen ohne Nadeln

Bei der Elektroporation bzw. Elektro-Mesoporation werden mit kurzen Hochspannungspulsen vorübergehend winzig kleine Poren, sogenannte Aquaporine bzw. Wasserkanälchen, in der obersten Hautschicht erzeugt. Auf diese Weise können zuvor auf die Haut aufgetragene Wirkstoffe durch diese Kanälchen tief in die Haut penetrieren. Sogar größere Moleküle können so in größeren Mengen in die Haut eingeschleust werden. Hochwertige Seren, Hyaluronsäure, Vitamine, Proteine und spezielle Wirkstoffe werden mit dieser Methode besonders tief in die Haut transportiert und können dort besonders effektiv wirken. Sobald die Hochspannungspulse enden, schließen sich die Kanälchen wieder.

Einfache Methode mit Mega-Effekt

Neuerdings gibt es auch Elektro-Mesoporationsgeräte für die Selbstanwendung, die mit den Geräten im professionellen Schönheits-Institut vergleichbar sind – nur eben wesentlich kleiner und handlicher. Diese Geräte arbeiten zumeist mit vier Elektroden, die die Hochspannungspulse erzeugen. Das Pulsieren ist als angenehmes Kribbeln spürbar. Zu Beginn einer Behandlungskur sollte man zwei Behandlungen pro Woche zu jeweils 10 Minuten vornehmen: Haut reinigen, reichlich Wirkstoff-Gel oder Serum auftragen und mit dem Gerät in die Haut einmassieren. Anfangs sollte man die Bedienungsanleitung beachten und sich daran halten. Man findet selbst sehr schnell heraus, wie oft und wie lange eine Behandlung der eigenen Haut gut tut. Daran kann man sich dann später orientieren. Nach einer Behandlung wirkt die Haut frisch und mit Feuchtigkeit gut gesättigt. Immer dann, wenn die Haut nach einer solchen Auffrischungs-Behandlung „verlangt", kann man gerne behandeln.

Indikationen

Hautstraffung, Falten, Feuchtigkeitsanreicherung, Revitalisierung, Augenfalten, Lippenfältchen, Glättung des Hautreliefs, Cellulite (mit entsprechenden Wirkstoffen wie Koffein oder Algen).

Geräte kaufen

Gute Heimgeräte für eine E-Mesoporation finden Sie bei Amazon oder ebay. Lesen Sie sich bitte unbedingt auch die Bewertung zum jeweiligen Gerät durch. Manche Geräte kombinieren die E-Mesoporation auch mit einer LED-Lichttherapie, was den Behandlungseffekt deutlich steigert.

Bewertung

Wer eine höchst effektive Hautauffrischung mit einer simplen Behandlung wünscht, der liegt mit der E-Mesoporation genau richtig. Bitte immer hochwertige Seren und Gele ohne schädliche Zusatzstoffe verwenden (über *Codecheck* prüfen), um mögliche Hautreizungen durch diese Substanzen zu vermeiden. Sehr gut geeignet: Hyalurongel, Aloe Vera Gel, Seren und Ampullen ohne schädliche Zusatzstoffe.

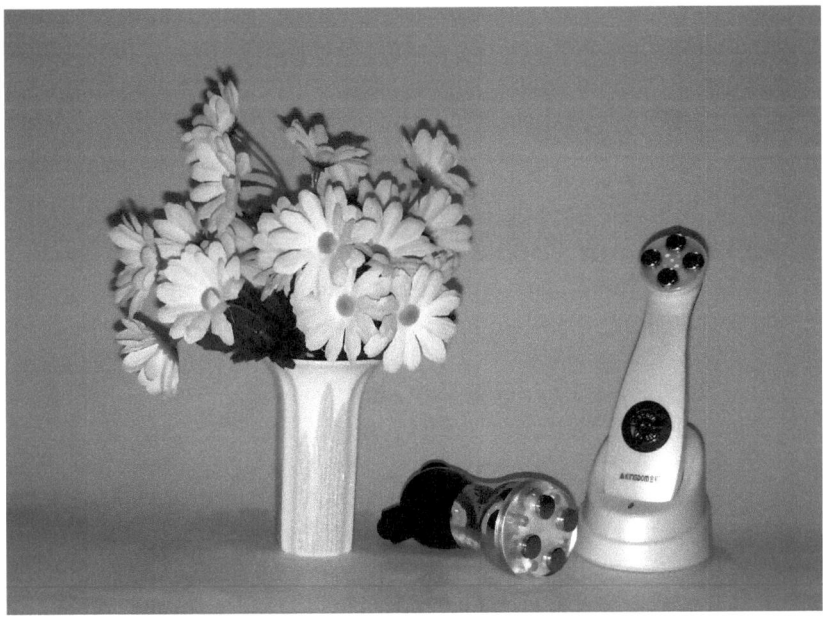

So sehen zum Beispiel Heimgeräte für die Elektro-Mesoporation aus: 4 Elektroden für die Hochspannungspulse, Intensitätsregler und LED-Farblicht-Wahl.

2. Micro-Dermabrasion

Die Micro-Dermabrasion ist eine Behandlung, die schon seit Urzeiten in professionellen Kosmetik-Studios angeboten wird. Bei dieser Methode werden Hautunebenheiten, grobe Poren, flache (Akne)Narben und feine Fältchen mit einem Diamant-Schleifgerät vorsichtig exfoliert bzw. gepeelt. Die Micro-Dermabrasion war schon immer höchst erfolgreich und äußerst beliebt bei Jung und Alt, um eine unregelmäßige Hautstruktur sichtbar zu verfeinern und optisch zu verjüngen. Das positive Behandlungsergebnis ist sofort nach der Behandlung sicht- und fühlbar: die Haut ist glatter, wirkt frischer und strahlender.

Haut vorsichtig abschleifen

Bei der Micro-Dermabrasion kommen Geräte zur Anwendung, die die Haut mit Diamantaufsätzen vorsichtig abreiben bzw. abschleifen. Dabei wird die Haut wie bei einem Mini-Staubsauger durch Unterdruck leicht angesogen und durch microfeine Diamantschleif-Aufsätze, die am Ende des Saugers über die Haut gleiten, ganz behutsam exfoliert. Durch die Vakuumstimulation wird die Haut zusätzlich angesaugt und fein massiert, was die Hauterneuerungsmechanismen tief in der Haut anregt. Die Durchblutung der Haut und der Zellstoffwechsel werden dadurch deutlich angeregt, was zu einer nachhaltigen Straffung der Haut führt. Eine Micro-Dermabrasion ist also eine Multi-Effekt-Methode mit nur einem einzigen Behandlungsvorgang, bei der die Haut sichtbar und fühlbar „generalüberholt" wird.

Behandlung mit Sofort-Ergebnis

Gute Micro-Dermabrasionsgeräte für die Selbstanwendung arbeiten genau so wie die Profigeräte im Beautysalon. Auch hier wird die Haut durch einen Minisauger an das Gerät angesaugt und durch verschiedene Diamant-Schleifaufsätze durch Unterdruck sanft gepeelt bzw. exfoliert. Die Diamant-Schleifaufsätze gibt es für unterschiedliche Hauttypen mit sehr feiner bis etwas gröberer Oberflächenstruktur. Die trockenen und abgestorbenen Hautzellen werden in das Gerät gesaugt. Ein kleiner Filzfilter im Gerät sorgt dafür, dass die Hautschuppen nicht in den Saugmotor des Gerätes gelangen und diesen verstopfen. Bereits nach rund 5 Minuten hat man das komplette Gesicht nach der jeweiligen Bedienungsanleitung des Gerätes behandelt und kann anschließend eine deutlich glattere, ebenmäßigere und strahlend schöne Haut bestaunen.

Indikationen

Entfernt abgestorbene Hautzellen, regt die Hautzell-Regeneration an, flacht Poren und Narben ab, gleicht Hautunebenheiten aus, hellt Pigmentflecken auf, strafft und glättet die Haut nachhaltig.

Geräte kaufen

Gute Micro-Dermabrasionsgeräte von Marken-Herstellern kann man im Fachhandel oder über das Internet kaufen. Lesen Sie sich bitte zu den angebotenen Geräten auch immer die Bewertungen durch, bevor Sie ein Gerät kaufen.

Bewertung

Die Micro-Dermabrasion ist eine Behandlung mit Sofort-Effekt. Bereits nach der Behandlung sieht die Haut wesentlich ebener, glatter und frischer aus. Je nach Hauttyp kann man ein bis zwei Behandlungen pro Woche vornehmen. Nach der Behandlung ist die Haut besonders aufnahmebereit für Ampullen, Seren & Co. Für extrem sensible Haut ist die Micro-Dermabrasion leider nicht geeignet.

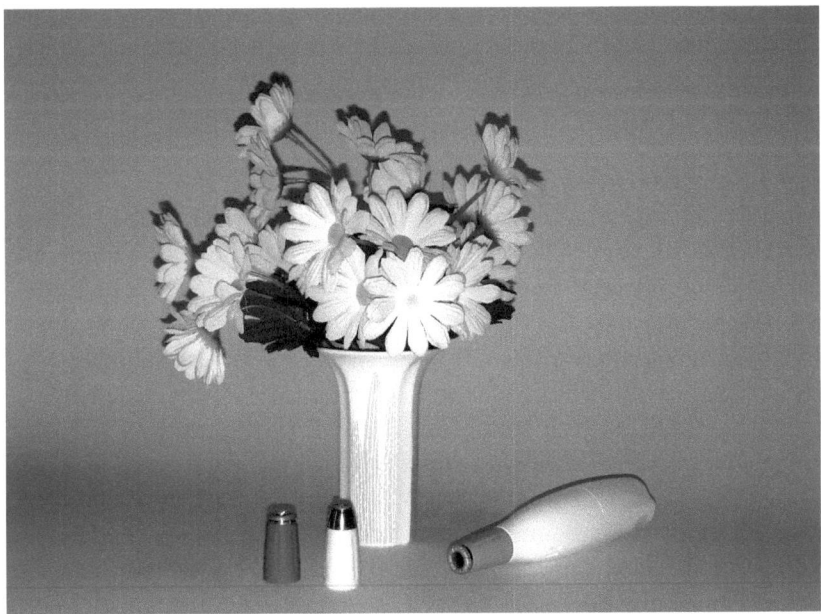

Ein Micro-Dermabrasionsgerät mit verschiedenen Diamant-Schleifaufsätzen eignet sich für unterschiedliche Hauttypen – nicht jedoch für extrem sensible Haut.

3. EMS – Elektro-Muskel-Stimulation

Schlaffe Muskeln, schlaffe Haut. Bereits ab dem 25. Lebensjahr beginnt unsere Muskulatur zu erschlaffen. Mit der Muskelerschlaffung geht auch die Spannkraft der Haut verloren. Den Körper kann man mit einem gezielten Training in Form halten: Bauch, Beine, Po & Co werden durch ausgeklügelte Sportübungen fit und straff trainiert. Mit einem speziellen EMS-Ganzkörperanzug werden in Profi-Fitness-Studios die Muskeln mit elektrischen Impulsen derart intensiv trainiert, dass die Muskeln in kürzester Zeit wie bei einem stundenlangen Training in Anspruch genommen werden.

Automatisches Muskeltraining

Bei einer EMS werden elektrische Impulse an die Muskeln geleitet, wie es auch unser Gehirn bei einem Muskeltraining tut. Diese Impulse trainieren die Muskeln praktisch automatisch – ohne weiteres Zutun. In der Medizin nutzt man dieses Verfahren z.B. zum Aufbautraining bei Lähmungserscheinungen. Im Fitnessbereich hat das EMS-Training längst Einzug gehalten, um Trainingseffekte schneller und intensiver zu erreichen. Es gibt diverse EMS-Geräte wie den EMS-Ganzkörperanzug im Fitness-Studio, EMS-Bauchtrainingsgürtel, TENS-Geräte und Elektro-Akupunkturgeräte mit EMS-Funktion, EMS-Gesichtsstraffer und diverse Geräte mehr.

EMS-Faceforming für straffe Haut

Alle EMS-Geräte arbeiten nach demselben Prinzip: elektrische Impulse werden über Elektroden durch die Haut hindurch an die Muskeln geleitet, die zu einer Muskelkontraktion führen. Durch gezielte Impuls-Programme können nun die Muskeln wie bei einem körperlichen Training stimuliert und trainiert werden. Bei regelmäßiger EMS-Anwendung können erschlaffte Muskeln am ganzen Körper und im Gesicht gezielt aufgebaut und gestrafft werden. Im Gesicht hat die EMS-Behandlung sichtbare Folgen: hier liegen die Muskeln direkt unter der Haut und geben unserem Gesicht die Form und Kontur. Wenn die Gesichtsmuskeln erschlaffen, dann erschlafft die gesamte Gesichtshaut mit allen Folgen: Falten und Runzeln entstehen, das Gesichtsvolumen nimmt ab. Werden nun die Gesichtsmuskeln per EMS gezielt trainiert, dann bauen sich die Gesichtsmuskeln wieder auf, die Haut wird sichtbar straffer und erhält wieder mehr Volumen.

Indikationen

Gezielter Muskelaufbau am Körper und im Gesicht, Straffung der Gesichts- und Körperkonturen, Aufpolsterung des Hautvolumens, Straffung des Hautgewebes, Entkrampfung von Verspannungen.

Geräte kaufen

Gute EMS-Geräte erhält man im Fitness- und Gesundheitsfachhandel, z.B. TENS-Geräte mit EMS-Funktion. Spezielle EMS-Geräte sollte man über Suchmaschinen im Internet recherchieren. Die Vielfalt der Angebote ist recht groß, oft kommen sie aus dem Ausland. Angebote findet man auch bei ebay und Amazon. Bitte Bewertungen dazu lesen.

Bewertung

Mit der EMS können sämtliche Muskeln trainiert und gestrafft werden. Körper, Gesicht, Hals und Dekolleté lassen sich mit EMS sehr gut behandeln. Ein sichtbarer Effekt benötigt jedoch seine Zeit – wie bei einem echten Fitness-Training. Von heute auf morgen ist kein Erfolg zu erwarten. Nur die regelmäßige Behandlung schafft sichtbare Erfolge.

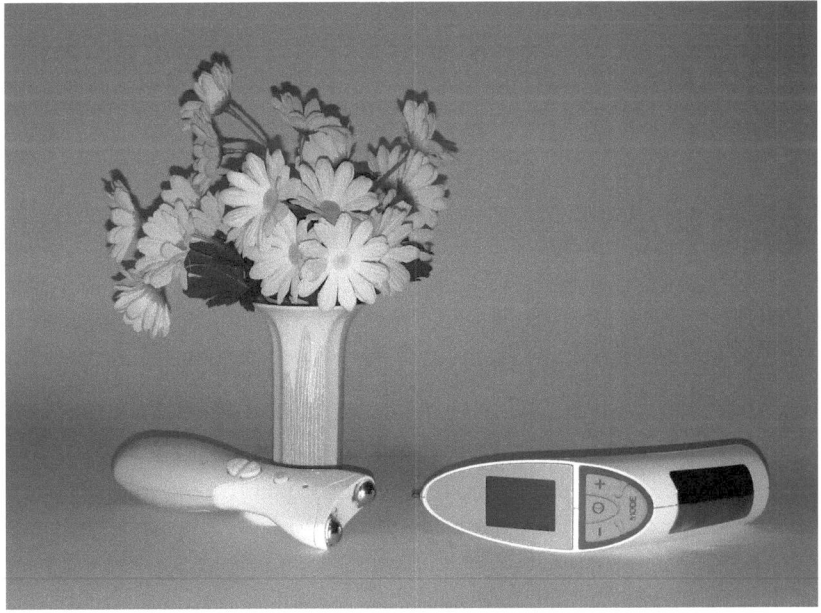

Ein EMS-Halsstraffer und ein Elektro-Akupunkturgerät mit EMS-Funktion: solche und andere Geräte findet man über Suchmaschinen im Internet.

4. Hochfrequenz-Therapie

Falten, schlaffe und eingesunkene Haut kann man mit einem Face Lifting perfekt behandeln – aber nicht bei einem Schönheitschirurgen, sondern selbst zu Hause. Was wie ein Wunder klingt, das wird mit der HF-Therapie Realität. Ein HF-Face-Lift mit den richtigen Wirkstoffen kann tatsächlich Wunder bewirken. Ob unreine Haut, Falten, Pigmentflecken, Elastizitätsmangel oder andere Hautprobleme – die HF-Behandlung ist in der professionellen Kosmetik ein großer Erfolg.

HF-Stab mit Glaselektroden

Für eine Hochfrequenz-Therapie benötigt man einen HF-Stab. Dieser besteht aus einem Handstück und gasgefüllten Glaselektroden, die in den Stab gesteckt werden. Danach berührt man zunächst mit der Elektrode die Haut am Körper oder im Gesicht und schaltet schließlich das Gerät ein. Meist haben die HF-Stäbe einen Drehschalter am Ende des Handstücks, womit das Gerät eingeschaltet und die Stromstärke eingestellt werden kann.

Kaltes Plasma wirkt Wunder

Zu Beginn sollte man immer mit der geringsten Stärke beginnen. Die Glaselektrode leuchtet, je nach Gasfüllung, orange (Neon-Gas) oder blau (Argon) auf. Ein leises Knistern ist zu hören, sensible Menschen spüren auf der Haut ein zartes Kribbeln. Wenn man die Stromstärke erhöht, dann wird das Leuchten intensiver, das Knistern lauter und das Kribbeln deutlicher. Nebenbei nimmt man einen leichten, frischen Ozongeruch wahr, der ein fester Bestandteil der Behandlung ist. Zusätzlich bildet sich an der Elektrodenspitze kaltes Plasma, welches für den Erfolg einer Behandlung hauptverantwortlich ist. Die HF-Strahlung, Ozon-Sauerstoff und Plasma sind somit die Hauptwirk-Prinzipien der HF-Therapie.

Wirkstoffe für eine HF-Behandlung

Spezielle Wirkstoffe in Kombination mit der HF-Strahlung stehen für überzeugende Ergebnisse beim HF-Face-Lift. Von Ampullen über Seren bis hin zu Spezialcremes gibt es zahlreiche Wirkstoffpräparate mit speziellen Wirkkonzepten. Die Wirkstoffe in Pflegeprodukten sind stark mitverantwortlich für das optimale Ergebnis beim HF-Face-Lift. Nachfolgend möchte ich Ihnen einige wichtige Wirkstoffe vorstellen. Gute Präparate findet man selbst einfach über eine Internet-Recherche.

• *Hyaluronsäure:* Hyaluronsäure spendet der Haut sehr viel Feuchtigkeit und kann Fältchen sichtbar aufpolstern. Am besten verwendet man dazu eine sogenannte niedermolekulare Hyaluronsäure, weil deren Moleküle so klein sind, dass diese auch tief in die Haut eindringen können. Auf Hyaluronsäure-Produkten steht dann meist, dass niedermolekulare Hyaluronsäure enthalten ist. Auch der Begriff „Duo-Hyaluronsäure" deutet darauf hin, dass neben normalen auch niedermolekulare Moleküle enthalten sind. Wenn man ein gutes Hyaluronsäure-Präparat mit dem HF-Stab in die Haut massiert, dann wirkt das fast schon wie eine leichte Faltenunterspritzung. Anschließend sollte man mit einer fettreichen Creme die Haut „versiegeln", damit die Feuchtigkeit möglichst lange in der Haut gehalten wird.

• *Peptide:* Diese kleinen Wirkstoff-Moleküle aus Aminosäurenkombinationen sind die neuen Stars am Kosmetikhimmel. Mittlerweile gibt es gut erforschte Schönheits-Peptide, die tatsächlich eine überzeugende Wirkung haben. Argireline, Idealift, Syn-Coll, Matrixyl Synthe´6 oder Leuphasyl sind nur einige Markennamen für spezielle Beauty-Peptide, die die Haut hochwirksam glätten, straffen, Falten auffüllen und das gesamte Hautbild beeindruckend optimieren. Gute Peptid-Produkte kann man leicht selbst im Internet finden, weil das Thema Peptide sehr angesagt ist. Mit Peptid-Kosmetik in Kombination mit der HF-Strahlung kann man ein sehr effektives Lifting erzielen.

• *Aloe Vera:* Wer seiner Haut eine Extraportion Feuchtigkeit gönnen und gleichzeitig das gesamte Hautbild verschönern möchte, der verwendet zur HF-Behandlung am besten ein reines Aloe Vera Gel. Aloe Vera spendet der Haut nicht nur viel Feuchtigkeit, sondern unterstützt mit einer Vielzahl an wertvollen Inhaltsstoffen die Hautregeneration bei vielen Hautproblemen. Aloe Vera Gel ist ein tolles Mittel, um der Haut deutlich mehr Frische zu verleihen. Es eignet sich für alle Hauttypen von trocken über fettig bis unrein. Achten Sie beim Kauf von Aloe Vera Gel darauf, dass es keine unnötigen Inhaltsstoffe enthält und möglichst 100 Prozent naturrein ist.

• *Vitamine:* Kosmetika mit hochdosierten Vitaminen haben spezielle Wirkungen. Vitamin A oder Retinol wirkt positiv auf die Zellerneuerung, glättet feine Fältchen und verfeinert das Hautbild. Vitamin C regt die

Kollagen-Bildung an und hellt Pigmentflecken auf. Vitamin E ist ein bewährter Hautglätter mit Verschönerungseffekt. Panthenol wirkt gegen Rötungen und Entzündungen und hilft der Haut Feuchtigkeit zu speichern. Niacin wird in vielen Produkten als Anti-Aging-Vitamin eingesetzt. Q10 wirkt als Radikalenfänger und schützt die Haut vor negativen äußeren Einflüssen.

• *Pflanzenextrakte*: Rosskastanie, Mäusedorn, rotes Weinlaub, Tigergras oder Calendula sind nur einige Beispiele für Pflanzenextrakte in der Kosmetik. Pflanzenkosmetik ist momentan sehr angesagt, weil die Wirkstoffe aus Pflanzen zuverlässig wirksam sind. Es gibt Pflanzenkosmetik für alle möglichen Hautprobleme. Am besten vertraut man naturreiner Pflanzenkosmetik von namhaften Herstellern.

• *Besser nicht:* Säuren, Schälwirkstoffe und stark reizende Substanzen werden in ihrer Wirkung durch die HF-Strahlung enorm verstärkt. So kann schon eine milde Fruchtsäurencreme in Anwendung mit der HF-Therapie zu einem riesigen Desaster mit extremen Hautrötungen und Schwellungen führen. Deshalb rate ich vor der Anwendung eines neuen Kosmetik-Präparates dieses immer zunächst für ein paar Tage solo ohne HF-Strahlung zu verwenden, um festzustellen, ob die Haut das Produkt auch verträgt.

Das HF-Lifting

Die HF-Behandlung für ein effektives Lifting ist nun sehr einfach. Tragen Sie einfach nach der Gesichtsreinigung ein spezielles auf ihre Hautbedürfnisse zugeschnittenes Pflegeprodukt auf das Gesicht auf. Dieses massieren Sie dann mit der Flächenelektrode bei mittlerer Stromstärke für 3 bis 5 Minuten in die Haut ein. Wenn das jeweilge Produkt sehr schnell in die Haut einzieht, dann können Sie gerne auch noch eine zweite Lage auftragen und mit dem HF-Stab einmassieren. Anfangs nehmen Sie diese Behandlung jeden Abend nach der Gesichtsreinigung vor. Wenn Sie erste Erfolge erkennen, dann können Sie die HF-Behandlung auch auf jeden zweiten Tag reduzieren. Für ein überzeugendes Ergebnis sollten Sie aber schon mindestens vier Wochen lang täglich behandeln. Die Behandlung selbst dauert ja nur wenige Minuten. Ihr spezielles Pflegeprodukt sollten Sie allerdings regelmäßig – auch an behandlungsfreien Tagen – benutzen, um die Haut praktisch konsequent zu behandeln.

Indikationen

Die HF-Behandlung aktiviert den Stoffwechsel, steigert die Durchblutung, wirkt gegen Bakterien, Viren und Pilze, entschlackt und entgiftet, wirkt gegen Schmerzen und Entzündungen, fungiert als Wirkstoff-Verstärker und hat eine nachgewiesene Anti-Tumor-Wirkung (oberflächlich).

Geräte kaufen

HF-Stäbe bestellt man am besten über das Internet, z.B. bei Amazon oder über ebay. Die Geräte sind dort recht günstig und speziell für den Heimbedarf ausgelegt. Profi-Geräte gibt es im Fachhandel.

Bewertung

Ich kenne keine vielseitigere Behandlungsmethode als die HF-Therapie. Nicht umsonst habe ich einen eigenen Ratgeber darüber geschrieben: *Die Oxy Wunder Medizin*. In diesem Buch erkläre ich die HF-Behandlung bei allen möglichen Beschwerden von A bis Z in den Bereichen Gesundheit, Schönheit und Wellness. Für mich gehört ein HF-Stab in einen guten Haushalt wie ein Fön oder ein Bügeleisen. Ein absolutes Must-have!

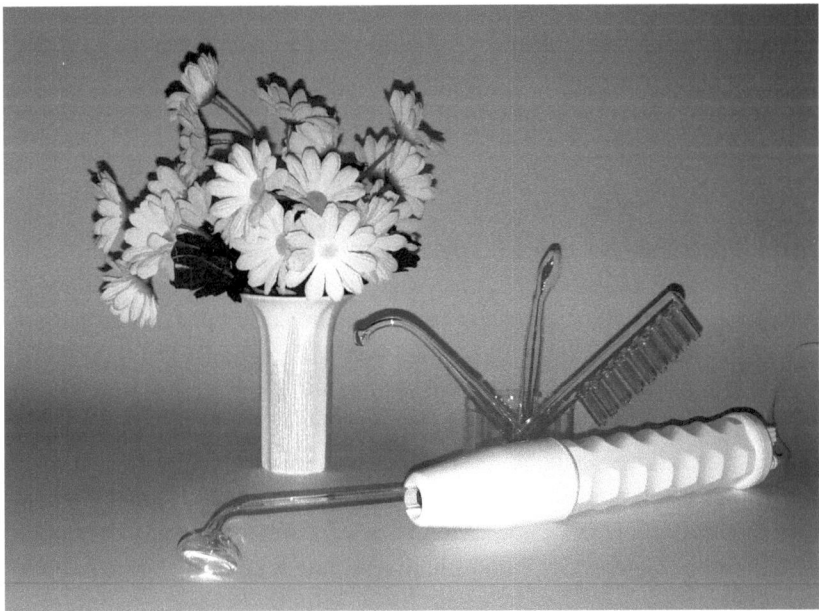

Ein Hochfrequenz-Stab mit Flächenelektrode und weiteren Glaselektroden ist ein absolutes Must-have in einem gesundheitsbewussten Haushalt.

5. LED Licht-Therapie

Es werde Licht, und die Haut wird schöner. Klingt fast schon zu schön, aber möglich ist das mit der LED Licht-Therapie. Die LED Licht-Therapie ist eine nicht invasive, nicht hautabtragende und nicht thermische Licht-Therapie, die die Aktivität lebender Zellen anregt. Das spezielle Licht, das von Leuchtdioden (LEDs) produziert wird, aktiviert das Zellwachstum und regt somit die Zellen zur Kollagenproduktion an. Dadurch werden Falten sichtbar reduziert, die Haut wirkt jugendlicher und strahlender. Zusätzlich hemmt diese Behandlung die Kollagen abbauenden Enzyme, die sogenannten Collagenasen, die den sichtbaren Alterungsprozess beschleunigen. Im Gegensatz zum hochenergetischen, hautabtragenden Laser arbeitet LED-Licht jedoch mit niedriger Energie, ohne die Haut zu erhitzen oder zu verletzen.

Regeneriert die Haut

Das LED-Licht wird in den Mitochondrien, den Kraftwerken unserer Hautzellen, in Energie umgewandelt. Dieser Energieschub sorgt nun wie eine Frischzellenkur dafür, dass die Zellen sich wieder schneller und besser teilen. Auf natürliche Weise werden so die hauteigenen biologischen Regenerationsprozesse aktiviert. Es wird wieder mehr Kollagen gebildet, so dass Falten von innen aufgefüllt werden und die Haut insgesamt gestrafft wird. Das Hautbild wird allgemein sichtbar verbessert. Sogar leichte Pigmentstörungen können wirksam behandelt werden. Eine LED-Lichtbehandlung ist sehr einfach, schnell und dabei besonders angenehm.

Jede Lichtfarbe wirkt spezifisch

Ein LED-Licht-Gerät besteht aus einem Paneel, welches mit mehreren hundert kleinen LED-Lämpchen bestückt ist. Damit wird das gereinigte Gesicht in möglichst kurzem Abstand bestrahlt. Eine LED-Behandlung kann mit unterschiedlichen Lichtfarben durchgeführt werden. Rotes Licht wirkt verjüngend, gelbes Licht straffend, blaues Licht aktivierend und antiseptisch, grünes Licht beruhigend. Für alternde Haut eignen sich rotes und gelbes Licht perfekt, bei Akne und entsprechenden Hautproblemen wird blaues Licht angewendet. Man kann verschiedene Lichtfarben auch kombinieren. Je nach Gerät und Lichtfarbe dauert eine LED-Behandlung nur wenige Minuten bis etwa eine halbe Stunde. In meinem Ratgeber *DIE NEUEN SCHÖNMACHER* habe ich diese exklusive LED-Licht-Therapie bereits sehr ausführlich beschrieben.

Indikationen

Zur Regeneration und Auffrischung gealterter Haut. Wirkt straffend und verjüngend. Die Haut wird ebenmäßiger, Pigmentstörungen werden reduziert. Sehr gut bei Akne und Hautunreinheiten.

Geräte kaufen

Über ebay und Amazon kann man spezielle LED-Geräte für die Beautybehandlung kaufen. Viele Beautygeräte wie Elektroporationsgeräte, Ultraschallgeräte & Co bieten heute zusätzliches LED-Licht. Man kann seine Haut aber auch mit einer einfachen LED-Lampe mit Farblichtwahl bestrahlen. Dauer: 5 bis 30 Minuten je nach Behandlungswunsch.

Bewertung

Am besten gefallen mir Beautygeräte mit kombinierter LED-Behandlung. Wenn man zuvor niedermolekulare Hyaluronsäure auf die Haut aufträgt und mit rotem LED-Licht bestrahlt, dann wird das Hyaluron in der Haut vernetzt. Ergebnis: eine pralle und strahlend-schöne Haut. Bitte immer an die Gebrauchsanweisung des jeweiligen Gerätes halten.

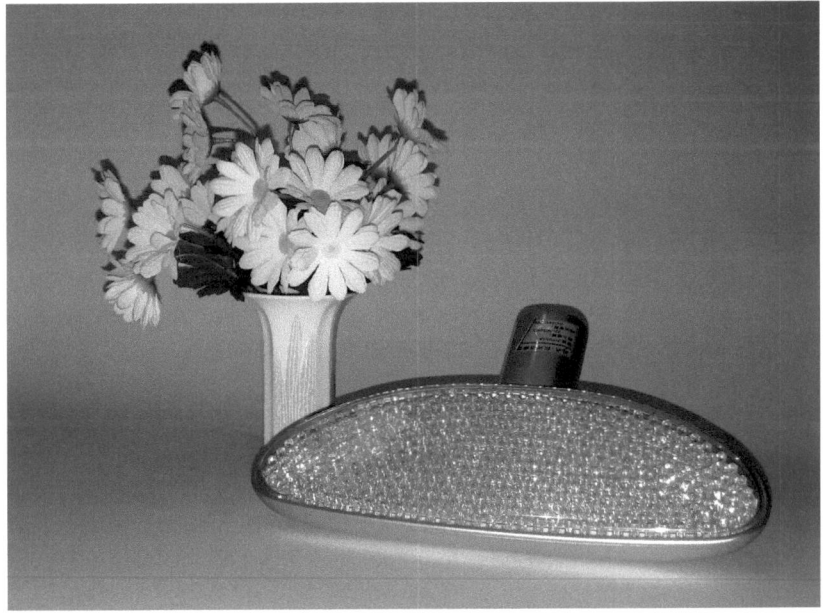

Es gibt spezielle LED-Licht-Therapiegeräte wie auf dem Foto. Man kann aber auch einfache LED-Lampen mit Farblichtwahl zur Hautbehandlung verwenden.

6. Needling mit einem Nadel-Roller

Zigtausende Nadelstiche für eine schönere Haut – so kann man die Need-ling-Behandlung beschreiben. Beim Needling wird die Haut mit einem Roller, der mit scharfen Nadeln bestückt ist, kreuz und quer abgerollt und somit eingestochen. Solche Needling-Roller gibt es in unterschied-lichen Ausführungen mit diversen Nadellängen. Kurze Nadellängen bis 0,5 mm Längen pieksen die Haut nur oberflächlich an, während Nadel-längen bis 2 mm oder sogar noch länger die Haut sehr tief einstechen und damit entsprechend verletzen. Aber genau diese Verletzung durch die Nadelstiche sorgt für eine Stimulation der Hauterneuerung – genau so wie bei der Wundheilung.

Verletzung verjüngt die Haut

Durch die Nadelstiche wird die Haut verletzt und die Wundheilung mit allen weiteren Heilprozessen angeregt: die Kollagensynthese wird ange-regt, Fibroblasten dringen in die genadelte Haut und beginnen mit der Zellerneuerung. Die Produktion verschiedener Kollagenarten, von Elas-tin und auch hauteigener Hyaluronsäure wird deutlich gesteigert. Nach einigen Tagen ist der Wundheilprozess abgelaufen, der Hauterneuerungs-prozess aber dauert je nach Tiefe der Hautverletzung noch länger – bis zu einem Jahr und mehr – an. In dieser Zeit verbessert sich das Hautbild immer weiter: Poren werden feiner, Fältchen und (Akne)Narben werden flacher, das gesamte Hautbild wird gestrafft.

Ein Vampir(lifting) lässt grüßen

So einfach die Needling-Behandlung auch klingt, so schmerzhaft kann sie jedoch auch werden. Je länger die Nadeln im Needling-Roller sind, umso mehr wird die Haut unter Schmerzen verletzt. Bei längeren Nadeln als 0,5 mm empfiehlt sich vor der Behandlung eine Lokalanästhesie der Haut. Zudem treten tausende Mikrotröpfchen Blut aus der verletzten Haut, die immer wieder abgewischt werden müssen. Es versteht sich von selbst, das ein solches Needling – egal, ob kurze oder lange Nadeln – nur unter strengen hygienischen Verhältnissen und unter Einhaltung von ent-sprechenden antiseptischen Maßnahmen durchgeführt werden darf, da es ansonsten zu schweren Entzündungen der Haut oder einem Herpes-ausbruch führen kann. Es ist wohl auch verständlich, dass diese Behand-lung nur für Fachleute und besonders hartgesottene Beauty-Freaks gedacht ist. Wer mutig ist, der kann es gerne probieren.

Indikationen

Schlaffe und gealterte Haut wird über einen längeren Regenerations-zeitrum allmählich verschönert. (Akne)Narben und grobe Poren werden deutlich abgeflacht. Bei korrekter Anwendung – am besten durch Fach-leute – wird die Haut deutlich verjüngt.

Geräte kaufen

Nadelroller kann heute jeder über Amazon oder ebay bestellen. Sogar in Drogeriemäkten werden Needling-Roller angeboten. Dazu kann man entsprechende Kosmetik-Produkte erwerben, die durch das Needling besonders tief in der Haut wirken können.

Bewertung

Zwar kann heute jeder selbst mit günstigen Nadelrollern ein Needling nach Gebrauchsanweisung durchführen, aber das Risiko einer nachhalti-gen Hautschädigung ist einfach zu groß. Die Wirkung ist zwar ausge-sprochen gut, aber die Behandlung birgt zu viele Infektions-Risiken. Besser: eine Elektro-Mesoporation – ganz ohne Nadeln.

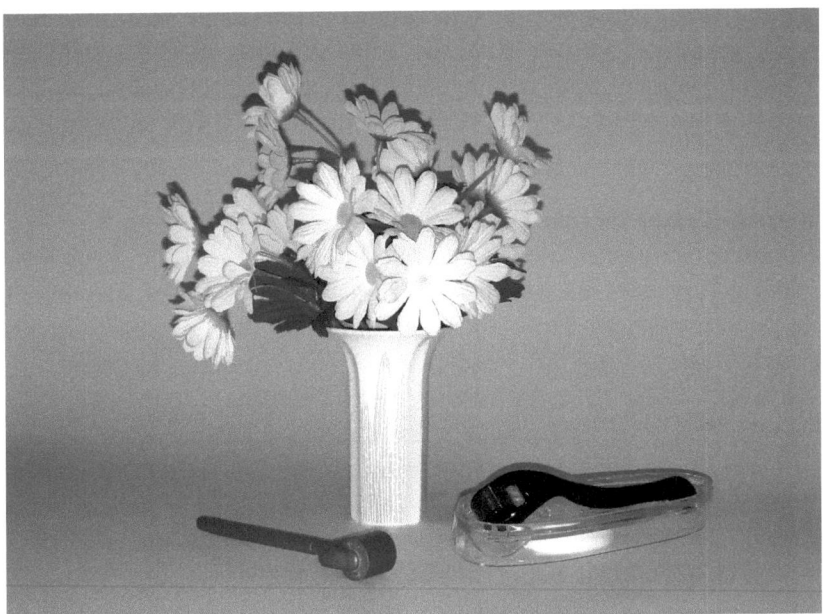

Nadelroller gibt es in unterschiedlichsten Ausführungen mit unterschiedlich langen Nadeln. Mittlerweile kann man diese in Drogeriemärkten kaufen.

7. HF Plasma-Pen

Der Plasma-Pen ist eine Weiterentwicklung des klassischen Hochfrequenz-Stabes. Er ist ein handlicher Hochfrequenz-Generator mit einer kleinen, stumpfen Nadelspitze als Elektrode. Diese Elektrode ermöglicht eine sogenannte Fulguration bzw. Desikkation, was eine Spezialform der Koagulation ist. Bei der klassischen HF-Fulguration wird eine oberflächliche Koagulation durchgeführt. Dabei wird die intra- und extrazelluläre Flüssigkeit der behandelten (Haut)Zellen durch einen kleinen Funkenüberschlag von der Spitze der Nadelelektrode verdampft. In der Dermatologie werden so erhabene Hautmale, Hautwucherungen oder Warzen entfernt.

Funkenpower gegen Hautmale

Nun gibt es seit einiger Zeit Plasma-Pens im freien Handel für die Heimanwendung zu kaufen. Die Funktionsweise ist dieselbe wie bei den medizinischen Geräten in der Arztpraxis. Lediglich die angewendete Stromstärke zum Fulgurieren bzw. Koagulieren von unerwünschten Hautmalen wie z.B. Pigment- und Muttermalen, Warzen oder hartnäckigen Pickeln ist wesentlich geringer. Diese kleinen Geräte haben aber dennoch genügend Power, dass sie effektiv wirken, aber auch bei Missgebrauch die Haut schädigen können. In Internetvideos zum Gebrauch solcher Plasma-Pens, die meist aus China stammen, wird eine „korrekte" Anwendung gezeigt.

Keine Behandlung für Laien

In der medizinischen Praxis ist derzeit das HF-Plasma-Lifting von hängenden Oberlidern der Augen sehr angesagt. Die Oberlider werden mit der Spitzenelektrode Punkt für Punkt behandelt, was zu Mikro-Brandwunden führt. Dadurch werden die Kollagenfasern der Haut geschrumpft, was zu einer unmittelbaren Straffung führt. Weil die Wündchen so mikroklein sind, spürt man bei der Behandlung nur ein Pieksen. Die Heilphase dauert nur wenige Tage. Die Ergebnisse sind erstaunlich gut. So toll aber dieses Verfahren wirklich ist, so gefährlich ist eine HF-Plasma-Koagulation in Laienhänden. Zwar lassen sich Pickel & Co sehr zuverlässig mit einem Plasma-Pen fulgurieren, aber bei anderen Hautmalen wie Muttermalen und Pigmentstörungen sind selbst Hautärzte überaus vorsichtig mit der Behandlung. Die Gefahr einer nachhaltigen Hautverletzung ist einfach zu groß.

Indikationen

Wer einen Plasma-Pen nutzen möchte, der sollte sich auf die Behandlung von hartnäckigen Pickeln und allenfalls Warzen beschränken. Die Behandlung von Pigment- und Muttermalen gehört eindeutig in die Hände eines Hautarztes.

Geräte kaufen

Plasma-Pens findet man bei ebay und Amazon. Die Geräte sind meist sehr günstig. Da die Geräte fast alle aus China stammen, gibt es offensichtlich keine deutsche Gebrauchsanweisung dazu. Die Erklärung auf „China-Englisch" ist sehr dürftig und unverständlich.

Bewertung

Wer sich mit der HF-Fulguration, über die ich ausführlicher in meinem Ratgeber *DIE OXY WUNDER MEDIZIN* geschrieben habe, auskennt, der profitiert von einem Plasma-Pen. Ein Laie sollte keinesfalls Hautmale behandeln, die nicht eindeutig zuzuordnen sind. Aus diesem Grunde rate ich auch von der HF-Fulguration ab.

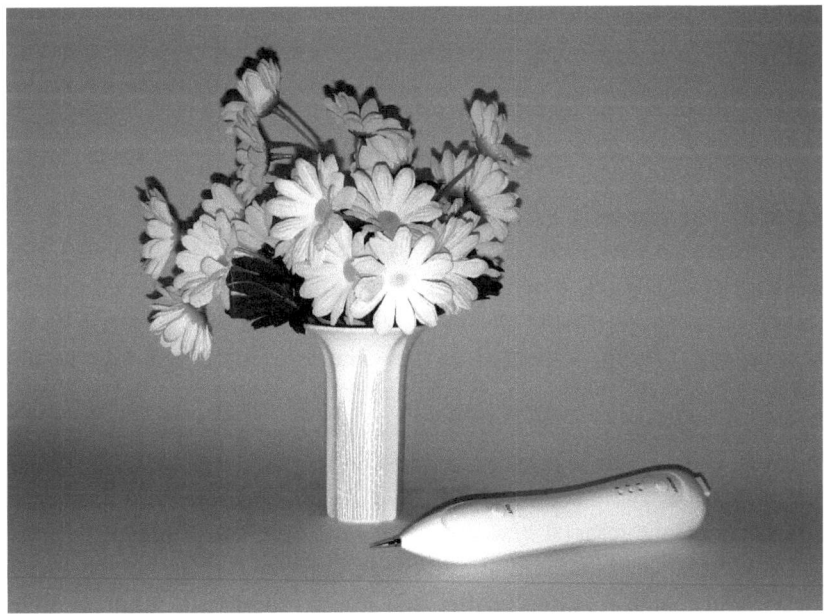

Ein HF-Plasma-Pen ist recht handlich und meist sehr günstige China-Ware. Diese Geräte haben ordentlich Power, womit man aber seiner Haut auch schaden kann.

8. Radiofrequenz-Gerät

Bei einem Radiofrequenz-Lifting werden Radiowellen in die Haut geleitet, die die tieferen Hautschichten auf 50° C und höher erwärmen. Dadurch kontrahieren sich die kollagenen Fasern in der Haut, was eine unmittelbare Straffung zur Folge hat. Zusätzlich regen die Radiowellen die Fibroblasten der Haut zur Synthese von Kollagen und Elastin an. Neben dem unmittelbaren Straffungseffekt, der zunächst eher gering ausfällt, wird die Haut in der Folgezeit von mehreren Wochen so nachhaltig gestrafft und geglättet. Schlaffe Hautpartien im Gesicht, am Hals, am Dekolleté und am gesamten Körper können so erfolgreich behandelt und gestrafft bzw. geliftet werden.

Tiefenwärme strafft die Haut

Mittlerweile gibt es auch RF-Geräte für die Selbstbehandlung zu erschwinglichen Preisen. So kostet ein Heimgerät oft weniger, als eine einzige RF-Behandlung in der Beauty-Klinik. Solche RF-Geräte sind einfach zu bedienen. Oft bieten solche Geräte sogar eine Kombinations-Therapie von Radiowellen und LED-Licht-Therapie. Damit die Haut nicht durch falsche Anwendung überhitzt wird, haben diese Geräte einen Temperatursensor, der bei Überhitzung automatisch abschaltet. So sind solche Heimgeräte perfekt auch für den Laien konzipiert. Man kann praktisch keine Behandlungsfehler machen. Bei der Behandlung spürt man eine angenehme und wohltuende Tiefenwärme.

Kombination mit LED-Licht

Die Anwendung eines RF-Gerätes ist sehr einfach. Man benötigt ein wässriges Kontaktgel, welches auf die gereinigte Haut aufgetragen wird. Danach kann sofort mit der Behandlung, wie in der Bedienungsanleitung beschrieben, begonnen werden. Je nach Hautbeschaffenheit dauert eine Behandlung etwa 30 Minuten. Wenn man das Kontaktgel durch ein reines Hyalurongel ersetzt, wirken die Radiowellen deutlich schneller und intensiver. Das Hyalurongel wird zudem schnell und sehr tief in die Haut geschleust. Durch eine simultane LED-Rotlicht-Therapie wird das Hyaluron in der Haut vernetzt bzw. dauerhaft verankert. Das Ergebnis ist eine sofort sichtbar glattere Haut. Bereits nach wenigen Behandlungen wirkt die Haut deutlich frischer, praller und jünger. Durch die Radiowellen wird die Haut nachhaltig gestrafft. Auch Altersflecken verblassen. Die Hautstruktur wird sichtbar verbessert.

Indikationen

Ein RF-Gerät für die Heimanwendung kann man perfekt zur Straffung der Haut im Gesicht, am Hals, am Dekolleté und am Körper einsetzen. Altersflecken verblassen, Falten werden sichtbar reduziert, die Hautstruktur wird deutlich verfeinert.

Geräte kaufen

Gute RF-Geräte kann man im Fachhandel kaufen. Auch bei ebay und Amazon werden Geräte von namhaften Herstellern angeboten. Man kann RF-Geräte für die Gesichts- und Körperbehandlung kaufen. Die Preise liegen in der Regel unter den Preisen für eine Profi-Behandlung in einer Beauty-Klinik.

Bewertung

Wer Wärme gut verträgt, der wird ein RF-Gerät sehr mögen. Die Tiefenwärme bei der Behandlung ist sehr deutlich spürbar. In Anwendung mit einem Hyalurongel wird das positive Behandlungsergebnis deutlich gesteigert. Ein sehr gutes Gerät zur Straffung der Haut.

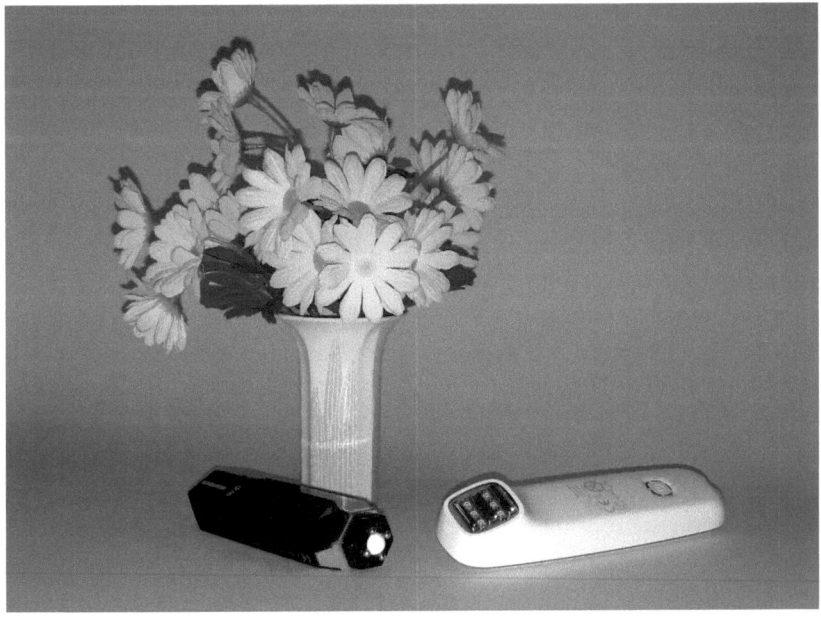

Zwei unterschiedliche Geräte, die mit Radiowellen arbeiten, um die inneren Hautschichten zu erwärmen und die Haut sichtbar zu straffen.

9. Schröpfmassage-Gerät

Schon seit dem Altertum benutzen Naturmediziner das Schröpfen zur Anregung der Selbstheilungskräfte. So zieht das Ansetzen von Schröpfgläsern ein Übermaß an Schlacken und Giftstoffen aus dem Organismus. Durch eine sogenannte Schröpfmassage lässt sich das Bindegewebe in der Tiefe massieren und lockern, erschlaffte Haut straffen und glätten. In der kosmetischen Praxis wird die Schröpfmassage zur gezielten Bearbeitung des Fettgewebes und auch zur Anregung der Entschlackung eingesetzt. Durch den Unterdruck wird der Lymphabfluss angeregt, das Gewebe entstaut und die Sauerstoffversorgung enorm gesteigert, was man an einer geröteten Haut deutlich sehen kann.

Tiefenmassage mit Lifting-Effekt

Zudem aktiviert die Massage den Stoffwechsel in den Fibroblasten, den Bindegewebszellen, die dann mit Hilfe von Enzymen vermehrt Kollagen und Elastin produzieren. Die Schröpfmassage sorgt somit für mehr Spannkraft und weniger Falten, wirkt gegen Tränensäcke und Doppelkinn. Mittlerweile gibt es neben den klassischen Schröpfgläsern auch bereits elektrische Schröpfmassage-Geräte, die sich in der Ansaugleistung perfekt auf das jeweilige Gewebe einstellen lassen: von leichter bis starker Saugkraft. Der Vorteil solcher Geräte: die Saugleistung bleibt während der Schröpfmassage immer gleich.

Massage für Gesicht und Körper

Die Behandlung mit einem Schröpfmassage-Gerät ist sehr einfach. Die zu behandelnde Hautpartie im Gesicht oder am Körper wird zunächt gereinigt und gut eingecremt oder geölt – je nach Vorlieben. Dann wird das Schröpfmassage-Gerät mit der passenden Saugglocke auf die Haut gesetzt und auf niedrigster Saugleistung über die Haut ein kleinen Kreisen bewegt. Dabei wird das tiefere Bindegewebe und sämtliche Hautschichten intensiv massiert. Bei Bedarf kann man die Saugleistung dann vorsichtig erhöhen. Das gesamte Gesicht und der Körper können so mit unterschiedlichen Saugglocken bearbeitet werden. Anfangs reichen wenige Minuten Schröpfmassage bei niedriger Saugleistung, um eventuelle Hämatome (Knutschflecken) zu vermeiden. Später kann man die Saugleistung und Behandlungszeit gerne erhöhen. Auf jeden Fall sollte man die Geräte-Gebrauchsanweisung strikt befolgen. Erste Erfolge sind bei täglicher Anwendung bereits nach ein bis zwei Wochen sichtbar.

Indikationen

Eine Schröpfmassage verbessert die Durchblutung der Haut, erhöht den Lymphfluss und entschlackt das Gewebe, regt die Kollagenproduktion an, steigert Festigkeit und Elastizität der Haut, beseitigt Fältchen und vermindert tiefe Falten, strafft die Haut und reduziert Tränensäcke, stärkt das Bindegewebe und vermindert Cellulite.

Geräte kaufen

Hochwertige Schröpfmassage-Geräte kann man recht günstig im Fachhandel kaufen. Auch über Amazon und ebay werden solche Geräte angeboten. Auf jeden Fall sollte man sich online die Bewertungen dieser Geräte durchlesen, um das passende Gerät zu finden.

Bewertung

Ein Schröpfmassage-Gerät ist ein Universal-Gerät für Gesicht und Körper. Die Behandlung dauert nicht zu lange und die Effekte sind bereits frühzeitig erkennbar. Nur übertreiben sollte man die Massage nicht, um Hämatome zu vermeiden. Eine gute und effektive Methode.

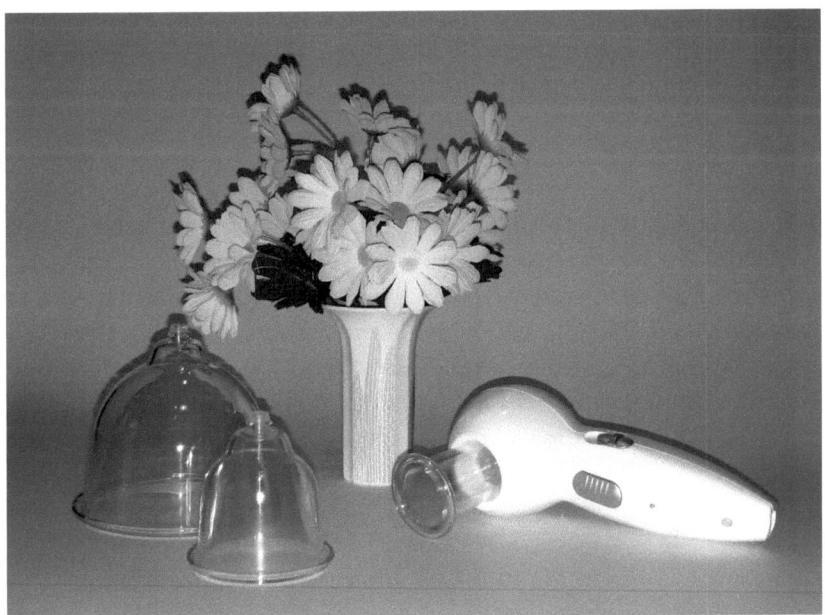

Zu einem elektrischen Schröpfmassage-Gerät gehören Saugglocken in unterschiedlichen Größen, um damit Gesicht und Körper perfekt behandeln zu können.

Nachgedanken zu den Geräten

Viele Geräte, viele Möglichkeiten. Dieses Kapitel ist eine Übersicht über die aktuellen Beauty-Geräte mit einer Beschreibung der jeweiligen Funktion und Wirkungsweise. Jedoch jedes Gerät ist anders, jedes Gerät arbeitet, funktioniert und wirkt anders. Jedes Gerät hat seine eigene Gebrauchsfunktion und Bedienungsanleitung, so dass ich keinen allgemeinen Behandlungsvorschlag zu den einzelnen Geräten geben kann. Deshalb sollte man zum jeweiligen Gerät immer die dazugehörige Gebrauchsanweisung lesen. Tipp: Kaufen Sie nur Geräte, die perfekt zu Ihrem persönlichen Beauty-Programm passen. Zuviele Methoden gleichzeitig anzuwenden ist schlichtweg kontraproduktiv.

Keine Werbung für Geräte

Ich habe für diesen Ratgeber diverse Geräte aus meinem Beauty-Fundus fotografiert und vorgestellt. Allerdings möchte ich für diese Geräte keine Werbung betreiben. Deshalb bitte ich Sie, von Anfragen an mich über die Markennamen dieser Geräte abzusehen. Aus werberechtlichen Gründen werde ich Fragen nach Markennamen – sei es von Nahrungsergänzungsmitteln, Kosmetika oder Beauty-Geräten – nicht beantworten. Wenn ich EINE Marke nennen, dann muss ich ALLE Marken nennen. Und das kann ich leider nicht tun.

Das Internet findet alles für Sie

Sie finden die passenden Produkte ganz einfach über eine Internetsuche. Wie genau Sie dabei vorgehen, das habe ich in diesem Ratgeber an den passenden Stellen bereits mehrfach geschrieben. Wenn Ihre Suche erfolgreich war, dann können Sie über entsprechende Bewertungen zum gefundenen Produkt eine gute Einschätzung dazu vornehmen. Das Internet verrät Ihnen (fast) alles, wenn Sie nur geschickt danach suchen. Und wenn Sie Ihr persönliches Produkt gefunden und gekauft haben, dann wünsche ich Ihnen ganz viel Erfolg damit.

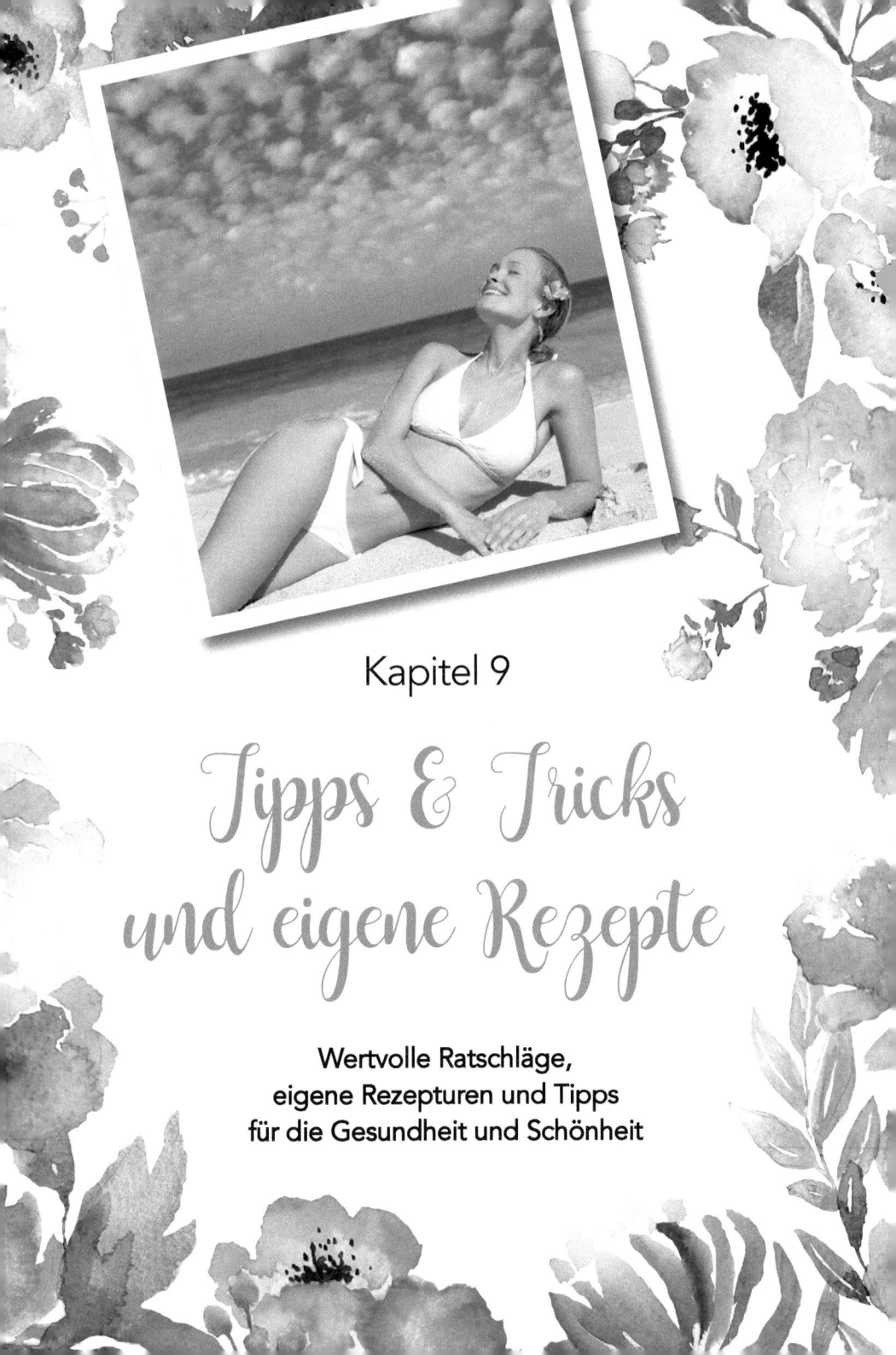

Kapitel 9

Tipps & Tricks
und eigene Rezepte

Wertvolle Ratschläge,
eigene Rezepturen und Tipps
für die Gesundheit und Schönheit

Tipps & Tricks und eigene Rezepte

Wertvolle Ratschläge, eigene Rezepturen und Tipps für die Gesundheit und Schönheit

Nun habe ich Ihnen meine persönlichen Beauty-Stars unter den exklusiven Vitalstoffen, kosmetischen Wirkstoffen und genialen Schönheits-Geräten vorgestellt. Alle Mittel und Geräte habe ich ausführlich selbst getestet und ordentlich gecheckt, so dass ich in diesem Ratgeber grundsätzlich auf eigene Erfahrungwerte zurückgreifen kann. Zwar lese ich selbst auch Studien zu den vorgestellten Beauty-Behandlungen durch, sofern es denn welche dazu gibt. Allerdings möchte ich solche Studien in meinen Ratgebern nicht als Quelle nennen, weil meine eigenen Erfahrungswerte hier im Vordergrund stehen sollen.

Meine persönlichen Ratschläge

Ich möchte Ihnen mit meinem persönlichen Rat zur Seite stehen und nicht mit irgendwelchen Quellenangaben, die ich selbst nicht unbedingt nachvollziehen kann. Für mich zählt: meine eigene Erfahrung lehrt mich, ob etwas gut ist oder nicht. Ich glaube längst nicht alles, was die Schönheitsindustrie uns so alles verspricht. Und in meinen Ratgebern sollen Sie stets von meinen Erfahrungen profitieren.

Keine geschönten Ergebnisse

Was nützen einem die schönsten Studien, wenn diese sich nicht am eigenen Leib umsetzen lassen? Ich verlasse mich lieber auf meine eigenen Erfahrungen, ohne dabei irgendwelche Ergebnisse zu schönen. Und genau dafür teste, probiere und checke ich selbst, was gut ist. Dabei kommt es immer wieder einmal vor, dass ich eine tolle Entdeckung mache, eine neue Behandlungsform oder eine wirksame Rezeptur „erfinde". Gerade das bereitet mir große Freude – und auch davon sollen Sie profitieren. Das genau ist auch der Grund, warum ich meine Ratgeber schreibe: mein eigenes Wissen und meine eigenen Erfahrungen exklusiv für Sie aufzuarbeiten und zu veröffentlichen.

Meine besten Tipps & Tricks

Die Wirkung aller Beauty-Geräte, die zur Behandlung ein Kontaktgel benötigen, kann man extrem steigern, indem man anstelle eines simplen Wasser-Kontaktgels pure Wirkstoffgele verwendet. Zum Beispiel bei der RF-Behandlung, der Elektro-Mesoporation, der EMS-Behandlung oder der Hochfrequenz-Behandlung verwende ich gerne hochwertige Hyaluronsäure- oder Aloe-Vera-Gele. So wird die Wirkung der eigentlichen Behandlung noch durch die Wirkstoffe in den Gelen ordentlich gesteigert. Über Codecheck.de finden Sie ganz einfach Ihre persönlichen Wirkstoffgele. Wie das genau funktioniert, habe ich bereits in Kapitel 7 ausführlich erklärt.

Behandlung beschleunigen

Bei den Geräten zur RF-Behandlung habe ich in den Bewertungen dazu häufig gelesen, dass die Behandlung extrem lange dauert, weil die Geräte sehr viel Zeit benötigen, um auf „Betriebstemperatur" zu kommen. Genau das hat mich an meinem Gerät auch sehr gestört. Auch ich habe nicht immer unendlich Zeit, um eine Behandlung vorzunehmen. Irgendwann verliert man dann die Lust an der ansonsten wirksamen Therapie. Hier habe ich ein echtes Highlight entdeckt: Man kann die Behandlung extrem beschleunigen und das RF-Gerät in Sekundenschnelle auf Betriebstemperatur bringen, wenn man die Kontaktfläche des Gerätes sehr schnell auf der eingegelten Haut hin- und herbewegt. Diese schnellen Bewegungen überlisten die Hitzeschutz-Automatik des Gerätes, so dass dieses sofort auf Höchstleistung arbeitet. So dauert die Behandlung je nach Hautpartie nur noch wenige Minuten. Am besten verwendet man zur RF-Behandlung ein gutes Hyaluron-Gel. Das Hyaluron leitet die RF-Wellen noch schneller in die Haut.

Eigene Kreativität gefragt

Grundsätzlich kann es nicht schaden, wenn man selbst kreativ wird und mal etwas Neues oder Anderes ausprobiert. Ob neue Kosmetika, andere Wirkstoffe oder Therapieformen – gut ist in der Regel immer das, was einem selbst auch gut tut. Sie können sich dabei gerne auch mal auf Ihr Bauchgefühl verlassen und etwas ganz eigenes probieren. Warum eine Creme-Maske nur für 20 Minuten auf der Haut belassen, wenn eine längere Zeit oder gar über Nacht bessere Ergebnisse bringt? Gehen Sie Ihre eigenen Beauty-Wege – genau so wie es Ihnen am besten passt.

Immer wieder weg vom Markt

Nachdem meine Lieblings-Nachtcreme mit Traubensilberkerzen-Extrakt (Cimicifuga racemosa) einfach aus dem Sortiment genommen wurde, musste ich mir eine neue Möglichkeit suchen, meiner Haut diesen Extrakt zuzuführen. Es gibt zwar auch andere Cremes und Präparate mit Traubensilberkerze, aber ein passendes Produkt habe ich leider nicht gefunden. Die Traubensilberkerze ist eine Pflanze, deren Extrakt hauptsächlich als Pille bzw. Kapsel zur Einnahme bei Beschwerden in den Wechseljahren genommen wird. In der Kosmetik nutzt man den Extrakt ebenfalls bei Hautproblemen, die durch Hormonschwankungen hervorgerufen werden. In der Pubertät helfen Kosmetika mit Traubensilberkerzen-Extrakt bei der Behandlung von Pickeln und Akne. Im Klimakterium ist die Traubensilberkerze ein hervorragendes Mittel, um den Mangel an Östrogenen in der Haut auszugleichen. Hier hilft der Extrakt äußerlich dabei, die Haut zu glätten und zu straffen. Mehr Informationen dazu finden Sie Sie auf Seite 54 in diesem Ratgeber.

Wirkungsvolles Kosmetik-Tuning

Als ich keine Creme mit Traubensilberkerze mehr hatte, da kam ich auf die Idee, mir ein Gesichtswasser mit dem Extrakt der Traubensilberkerze selbst herzustellen. Das war sehr einfach und wirkte zudem sehr gut. Dazu habe ich einfach Traubensilberkerzen-Kapseln aus der Apotheke in meinem Gesichtswasser aufgelöst und dieses dann abends nach der Gesichtreinigung zur Hautklärung wie gewohnt angewendet. Wieder einmal hatte ich eine gute Idee, wie man seine Kosmetik einfach selbst tunen kann. Das Rezept ist sehr simpel:

Rezept: Traubensilberkerzen-Gesichtwasser

5 bis 10 Kapseln Cimicifuga-Kapseln (Extrakt-Pulver) in
100 ml Gesichtswasser auflösen. Fertig!

Schnell, einfach und wirksam

Traubensilberkerzen-Kapseln erhalten Sie in der Apotheke oder im Internet. Bitte fragen Sie in der Apotheke einfach nach – oder googeln Sie nach Traubensilberkerze / Cimicifuga / Extrakt. Einen Markennamen kann ich aus werberechtlichen Gründen nicht nennen. Verwenden Sie je nach gewünschter Wirkstärke 5 bis 10 Kapseln auf 100 ml Gesichtswasser. Die Kapseln öffnen Sie einfach und geben den Extrakt (Pulver) in das Gesichtswasser. Als Gesichtswasser verwenden Sie wegen der Hautverträglichkeit am besten eines aus einer Naturkosmetik-Serie. Anschließend verwenden Sie das Gesichtswasser wie gewohnt nach der Gesichtsreinigung zum Klären und Erfrischen der Haut. Bitte vor der Anwendung das Cimicifuga-Gesichtswasser immer schütteln.

Argan, Kokos & Co

Pflanzenöle für die Haut sind momentan sehr angesagt: Argan- oder Kokos-Öl sind hier die Renner. Klar, da habe ich selbstverständlich beim Ausprobieren ordentlich mitgemischt. Allerdings hat mich die Wirkung dieser gepriesenen „Wunder-Öle" gar nicht so überzeugt. Sie fühlen sich auf der Haut zwar ganz schön an, aber viel schöner machen sie die Haut leider nicht – zumindest bei mir nicht. Aber ich habe trotzdem weiter experimentiert und mein eigenes Anti-Aging-Öl entwickelt: Viel Vitamin E, Vitamin C und Vitamin A sind meine persönlichen Beauty-Wunder. Das Rezept zu diesem Wunder-Öl für die Haut ist sehr einfach:

Rezept: Anti-Aging-Öl-Serum

15 ml Vitamin E Öl
15 ml Antiranz-Öl
2 bis 5 Tropfen Retinol-Palmitat (Vitamin A Palmitat)

Gegen Knitterfalten

Die Zutaten für dieses Anti-Aging-Öl erhalten Sie in Shops, die Zutaten für die eigene Kosmetik-Herstellung vertreiben. Am besten schauen Sie mal im Internet nach und geben bei Google die einzelnen Zutaten ein. Sie werden bei der Suche auf etliche Kosmetik-Shops stoßen, die diese Zutaten anbieten. Für das Öl-Serum geben Sie ganz einfach die Zutaten in ein 30-Milliliter-Fläschen mit Pipette und verschütteln diese einfach. Das Serum können Sie punktuell auf besonders pflegebedürftige Hautzonen wie Augen- und Mundpartie oder als Nachtpflege im kompletten Gesicht auftragen. Auch ein knitteriger Hals profitiert von diesem wundervollen Anti-Aging-Öl-Serum.

Gerne auch mit Duft

Bei der Dosierung von Vitamin A Palmitat halten Sie sich bitte an die Vorgaben des jeweiligen Produktes, da es diesen Wirkstoff in unterschiedlichen Konzentrationen gibt. Falls Sie einen zarten Duft mögen, so können Sie 2 Tropfen etherisches Öl wie Orange oder Lavendel in das Serum geben. Wenn Sie dieses Öl regelmäßig abends verwenden, dann werden Sie schon bald eine Glättung von Knitterfältchen feststellen können. Tiefere Falten und grobporige Haut zeigen nach etwa 4 Wochen Anwendung positive Ergebnisse. Durch die Vitamine A, C und E in diesem Öl gewinnt die Haut wieder mehr Festigkeit und Strahlkraft. Lassen Sie sich von diesem wunderbaren Anti-Aging-Öl begeistern.

Und noch ein Rezept
Noch ein weiteres Rezept möchte ich Ihnen verraten: meine super Anti-Aging-Limo. Dazu benötigen Sie einige Vitalstoffe, die ich in diesem Ratgeber bereits beschrieben habe. Die Zubereitung der Super-Limo ist ebenfalls wieder sehr einfach:

Rezept: Anti-Aging-Limo
10 g Kollagen-Hydrolysat
1-2 g Taurin-Pulver
1-2 g Kurkuma-Pulver
1-2 g Ingwer-Pulver (auch frischer Ingwer)
Saft einer Zitrone / Limette
1 Calcium-Brausetablette
in 1 bis 1,5 Liter Wasser auflösen und gut verrühren. In eine Karaffe oder Flasche füllen. Fertig!

Für die Gesundheit und Schönheit
Diese tolle Anti-Aging-Limo können Sie nach Bedarf mit etwas Honig oder Stevia süßen. Sie schmeckt herbfrisch und löscht wunderbar den Durst. Meine Limo ist ungesüßt, weil ich vom süßen „Zucker-Geschmack" ganz abgekommen bin. Mir schmeckt die Limo pur am besten. Ich fülle sie in eine 1,5-Liter-Flasche und nehme diese mit ins Büro. Dort habe ich dann den ganzen Tag einen erfrischenden Durstlöscher, der mich fit und vital hält. Eine Anti-Aging-Wirkung macht sich tatsächlich sehr schnell bemerkbar: man bleibt fit und frisch im Kopf, der gesamte Körper wird zunehmend vitaler und auch die Haut strahlt immer schöner. Ausprobieren lohnt sich. Ein Prosit auf die Gesundheit und Schönheit!

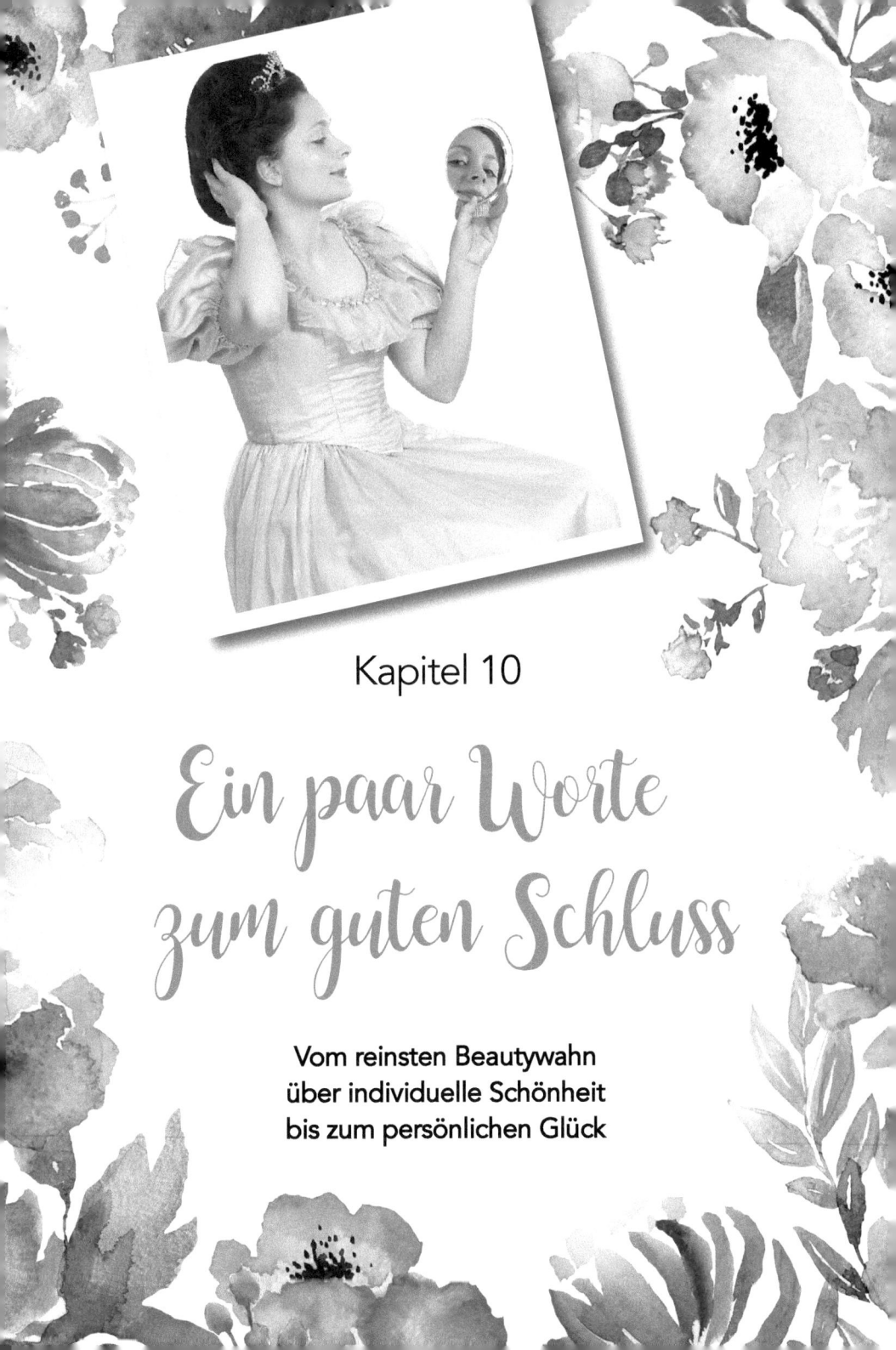

Kapitel 10

Ein paar Worte zum guten Schluss

Vom reinsten Beautywahn über individuelle Schönheit bis zum persönlichen Glück

Ein paar Worte zum guten Schluss

Vom reinsten Beautywahn über individuelle Schönheit bis zum persönlichen Glück

Ende gut – alles gut. So könnte man meinen. Aber da war ja noch die kleine Hexe Catwiga. Nachdem aus der potthässlichen Catwiga dank der vielen Tipps und Behandlungsmethoden aus den SCHÖNMACHERN eine echte Schönheitskönigin geworden war, ging der ganze Beauty-Hype unter den Hexen erst richtig los. Jede Hexe wollte schließlich schöner sein als die andere. Kostete es was es wolle. Hauptsache schön und sonst nichts. Und so begann der große Beautywahn mit allen möglichen Verschönerungs-Exzessen.

Der reinste Beautywahn

Da wurde geschmiert und gesalbt, gepiesackt und geschnippelt, dass die Hexenfratzen nur so glühten. Aus langen Gesichtsgurken wurden zarte Stupsnäschen, aus schwabbeligen Kürbisfötten wurden stramme Knackärsche. Und, und, und. Der Schönheitswahn nahm einfach kein Ende mehr. Die kleine Catwiga hatte einst ja auch so viele fette Pickel und Warzen im Gesicht, dass die blinde Hexe Blindekuh die Wettervorhersage aus Catwigas Gesicht lesen konnte.

Eine wie die andere

Heute sind alle Hexen von einst so schön, so unfassbar wunderschön, dass man sie schon fast nicht mehr voneinander unterscheiden kann. Eine sieht jetzt aus wie die andere: eine Pisszilla wie die Kloakia oder wie die Blindekuh und umgekehrt. Nur Catwiga nicht. Die sieht einzigartig schön aus. Die hat sich nämlich nicht von den ganzen Schönheits-Vorbildern mit den dicken Lippen und starren Augen aus den Medien blenden lassen und ist ganz bei sich geblieben. Und so ist Catwiga schließlich auch zur Beauty-Hexe of the Universe gewählt worden und verdient heute ihre Kohle mit ganz besonderen Schönheits-Tipps. Das ist doch mal ein Happy-End, oder?

Individualität zählt

Was Catwiga konnte, das können Sie auch. Übertreiben Sie nicht mit ihren Schönheits-Wünschen. Überhaupt: wünschen Sie sich niemals etwas, was gar nicht zu Ihnen passt. Was haben Sie schon davon, wenn die Leute Sie mit Frau Barbie ansprechen und Ihren Ehemann neben Ihnen für Ihren Ur-Großvater halten? Vergessen Sie falsche Schönheitsideale und ihre nichtssagenden Egos. Bleiben Sie einzigartig, unverwechselbar, einfach Sie selbst. In diesem Sinne:

alles Gute für Ihre Schönheit und Ihr Lebensglück...

Ihre *Vanessa Halen*

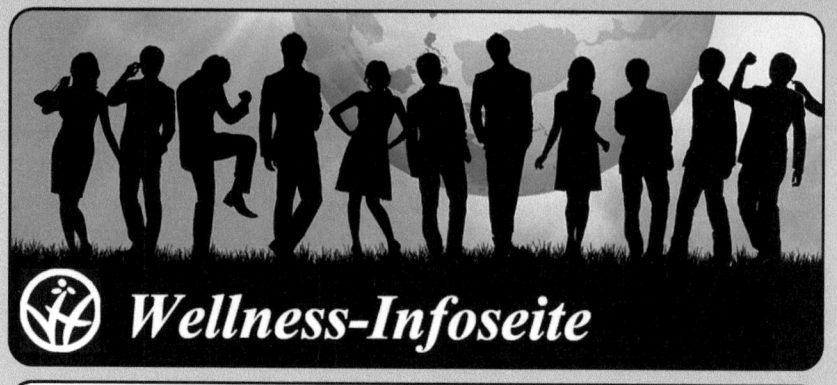